退化性
關節炎
診治照護全書

51堂 速懂膝關節炎&
髖關節炎預防與治療
的健康課程

成功大學附設醫院
骨科部主治醫師
暨病房主任

戴大為—— 著

Ｈ₂O 原水文化

Contents 目錄

第一章 _ 從經典案例呈現關節炎患者的真實樣態

第二章 _ 退化性關節炎的診斷及成因

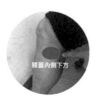

膝蓋內側下方

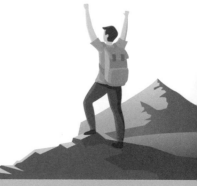

第三章 _ 退化性髖、膝關節炎的保健及治療

A 退化性膝關節炎非手術治療：控制體重

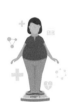
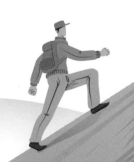

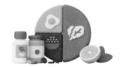

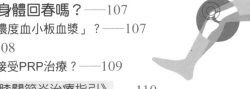
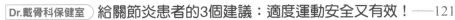

C 退化性膝關節炎非手術治療：適度運動

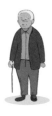

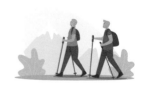

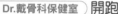

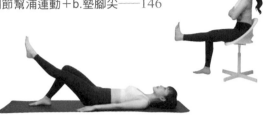
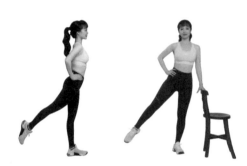

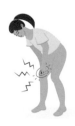

第六章 _ 退化性髖關節炎與股骨頭壞死

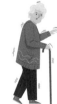

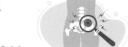

國之良醫

林啟禎／醫策會董事長、成大特聘教授

在個人對醫療生態的認知裡，良醫的基本要件是基於良知良能來困知勉行，並恪守「良知、尊嚴、榮譽、專業」四大核心價值的醫師。若再能以「教學、服務、研究、創新」為終身職志者為良醫之師，而達上述境界後於行醫之際仍願意以知識轉譯的奉獻精神來做衛教並著書立說教育民眾者，就是國之良醫。

戴大為醫師就是我心目中的國之良醫。他在成大醫學院充滿黃崑巖創院院長「習成良醫之前，必先成功做人」的醫學氛圍成長，畢業後留下來擔任成大骨科住院醫師與主治醫師，展現精湛醫術之外，也發表很多學術論文，兩者皆拿來提攜分享後進，因而得到教學特優的榮譽，是名符其實的良醫之師。

戴大為醫師的專長是治療退化性關節炎與骨質疏鬆症，除了臨床上能很精準地發現許多問題並設計研究發表論文，更擅長系統性分析與統整研究（Meta-analysis），這使他很快的嶄露頭角，修讀成功大學醫學工程研究所博士，升等成為臨床副教授，被網羅為中華民國骨質疏鬆症學會秘書長，先發表《骨質疏鬆＆肌少症診治照護全書》一書，繼而再接再厲出版《退化性關節炎診治照護全書》，也就是從良醫之師正式蛻變為國之良醫。

我的學術專長是兒童骨科，不過對家中長輩在50幾歲就被骨科前輩診斷為退化性膝關節炎而急需開刀的建議感到質疑，因而開始研究老人骨科相關議題，並幸運接受國家衛生研究院「論壇健康促進與疾病預防委員會」計畫委託，於民國92年在第3期

文獻回顧研析計畫出版《身體活動與老人的生活品質》一書，對於老人、健康、退化、身體活動、生活或生命品質（Quality of Life）廣納當時的文獻後，透過定義探討、關聯證據、歸納推論與結論，有許多嚴謹的思省與建議。不過必須承認，當年這本書並不有趣，因為除了每句話都要有實證與出處，更不能分享個人臨床個案經驗與創意智慧，導致相對艱澀枯燥，不容易閱讀與吸收。

轉眼過了20幾年，許多新的研究論文如雨後春筍爆炸地冒出來，以實證醫學證據力為基礎的考科藍（The Cochrane）整合文獻回顧也紛紛出爐，並成為美國骨科醫學會的臨床指引藍本。然而，反省也隨之而來。2020年5月，醫學期刊《*JAMA*》刊載一篇有趣的文章，認為在說明人們使用實證醫學時必須留意最危險的6個字，即「沒有證據指出」（There is no evidence to suggest），因為沒有證據不代表證據不存在，可能的情況需要補充下列註解：一、是偏正向的「淨利很小，在不同族群甚至弊微大於利，所以需要專家判斷」；二、是偏負向的「如此治療沒有效果或淨值為負，即因傷害大於利益而不建議」；三、是中性的「目前對此治療沒有結論，不知是好是壞」。

不知道戴醫師這本書的讀者有多少看過美國骨科醫學會的臨床指引？也不知道有多少想用嚴謹的實證醫學來驗證其實用性？但如果用上述兩種態度來讀書，科學知識未必能成為實用智慧，功力不足時必然頭昏腦脹而更加困惑。

很羨慕戴醫師這本書讀起來有趣多了，因為他有充分的臨床個案可以分享，也有充分的自主來陳述臨床個案經驗與創意智慧，內容著重在膝關節與髖關節退化性關節炎的預防與治療。重

點包括最基礎的體重控制與運動、保健食品、注射治療以及手術前後該注意的事項等。終極目標是要告訴大家退化性關節炎不但可以治療，也可以預防。透過飲食、控制體重、運動等健康生活方式，我們也可以抗衰老，讓關節好用到老。

當年我的長輩活到88歲都還幸運地無需接受人工膝關節置換，然而30幾年中也的確花了我數不清的時間與精力來進行教育指導與協助，因此不禁產生幻想，如果這本書可以透過時光隧道送給當年的長輩看，會不會讓這30幾年生活的生命品質更加美好？

期許台灣醫界有更多的國之良醫，在專業上針對所有疾病能依照實證醫學轉譯知識寫出臨床指引，並出版通俗易懂的衛教書讓國人做好正確的健康管理，在診斷後需要治療時能做出明智選擇（Choosing wisely）並能醫病共享決策（Share Decision Making, SDM），讓台灣人民皆能掌握精準健康，落實4+1P醫療（預測〔Prediction〕，預防〔Prevention〕，個人化〔Personalize〕，參與〔Participation〕，精準〔Precision〕），讓台灣的醫療生態更加和諧與美好。

巴菲特叫人讀五遍的操作手冊

楊斯棓／《要有一個人》作者

戴大為醫師是副教授，在許多骨科醫學相關的國際研討會上，常擔任座長，專業有目共睹。

他也是我的好朋友，好友們知道我一向非常推崇巴菲特與蒙格的智慧。顏岫峰先生創立的龍顏基金會長年舉辦公益講座，2022年末場次執行長顏薰齡全程參與，我的講題為：「從巴菲特、蒙格的智慧，我們學到什麼？」

演講結束之際，我宣布三天內如果一位聽眾寫了一千字的心得，我就捐兩本書給新莊的丹鳳高中圖書館，以充實館藏。捐書兩本的意義是：一本我幫你捐，一本我自己要捐。最後我收到十五篇心得，捐出三十本不一樣的書給丹鳳高中圖書館。圖書館主任宋怡慧著作等身，第十三本著作《一筆入魂》亦有我的推薦序。

巴菲特的智慧在於深入淺出，以簡馭繁！

在對運動員和大學生演講時，巴菲特經常會說一個關於精靈的寓言。

「16歲時，我心裡只有兩件事：女孩和車子。和女生交往不是我的強項，所以我把心思放在車子上。一個精靈現身在我眼前，告訴我：『華倫，不管你選什麼車，我都給你。明早這部車會綁個大蝴蝶結送到這裡，全新的，而且是你的。』

17

「聽了精靈的話，我問道：『有什麼附帶條件嗎？』精靈回答：『只有一個條件。這是你這輩子得到的最後一輛車，你得用上一輩子。』」

「要是發生這種事，我會選出我要的那輛車。但既然知道這部車我必須用一輩子，你想，我會怎麼對待它？我會研讀五遍操作手冊，絕對會把這部車停在車庫裡，稍有一點凹痕或刮傷，一定馬上修補好，以免鏽蝕。我會細心照料它，因為它得讓我用上一輩子。」

很多人想預知未來，熱衷預言，事實上我們光咀嚼寓意深遠的寓言，練就趨吉避凶之功，人生已能平安度過。

防諜人人有責，防跌亦然！

兩年前，家母在浴室摔倒。我有家醫科醫師專科執照，當然知道防跌對老人有多重要，家中映入眼簾的一切，幾乎都做足防護設施。

無奈家母是巴金森氏症患者，一天下來有幾個時段行動特別不協調，因而摔倒，如果家中沒有防護設施作為緩衝，那可更不堪設想。

我們住中部，她對骨科醫師黃仁廷深具信心，要求我幫她掛黃醫師的號。按照黃醫師排定的檢查做完後，果然，其中一個診斷是骨質疏鬆症。

家母接受一個月施打一次Romosozumab，幾年前，這個藥可稱之「一種治療骨質疏鬆的新藥」，現在越來越多人都曾接受此藥治療。

Romosozumab是一種人類IgG2單株抗體藥物,屬硬化蛋白(sclerostin, SOST)抑制劑,Romosozumab的作用機轉為與SOST結合,抑制其活性,降低蝕骨細胞活動及骨質吸收作用,此外,亦能增加造骨細胞的骨質生成作用。

一般Romosozumab促進骨質生成的作用在使用12個月(12次劑量)後會減弱,故此藥的治療,以一年為度。常見的副作用為關節痛、頭痛、注射部位的不適、疼痛與紅斑。

為了安撫家母因注射伴隨的疼痛,每次就診後,我都會帶她去醫院附設的超商逛一逛。

第9次施打那天一切順利,每一個關卡(診間看診、批價、領藥、注射室抽號碼牌等打針)都未久候。結束後,我推家母到地下一樓,問她要不要吃冰棒。看了一整櫃琳琅滿目的口味後,她居然說通通都不想要。

準備結帳前,我又問她:「我看到上層有GODIVA的冰棒,有草莓、杏仁和一種我忘記什麼口味的,妳要不要?」

「好,可是很貴捏!」

「不會啦,買一送一啊,我本來就想吃杏仁的,沒有多花錢!」

「那好啦!」

買一送一,當然是我掰的。家母吃得可高興的,三分鐘就吃完了。這是病人跟家屬在面對疾病時的苦中作樂。當天我在臉書分享上述心情後,戴醫師留言:「骨鬆界的Romosozumab就是巧克力界的GODIVA」,讓我更珍惜我們受到的對待。

本書就是一本人體健康操作手冊

還記得我剛剛沒說完的巴菲特寓言嗎？巴菲特的寓言故事，最後一段是：「你的身心和這輛車沒兩樣。你只有一顆心和一副身軀，必須用上一輩子。妥善保養就能用上許多年；如果不細心照料，40年後你的身心將成為破銅爛鐵，就像缺乏照料的車子。今天你所做的事情，將決定10年、20年和30年後你的心靈和體魄是什麼狀態。」

是的，不愛說教的巴菲特就是這麼巧妙地告訴聽眾跟讀者：其實我們這副身體，就是這輩子唯一的車子，我們必須「研讀五遍操作手冊」、「稍有一點凹痕或刮傷，一定馬上修補好」。

戴醫師的《骨質疏鬆＆肌少症診治照護全書》、《退化性關節炎診治照護全書》儼然就是最棒的操作手冊，我們若審慎凝視他山之石，就能用最少的力氣，維持自己的健康狀態。

文章開頭，我分享了鼓勵聽眾寫心得的故事。收到一篇心得，我捐兩本書，一本自己捐，一本代聽眾而捐。（讀完本書，如果你分享讀書心得給戴醫師，一定可以造福更多人。）

而戴醫師深入淺出，以簡馭繁的故事，讓讀者擁有正確觀念，培養良好的飲食與運動習慣，因而能存下骨本（或稱健康本）。我必須說，這非常划算，因為你存了一份健康本，其實也幫家人存了一份；因為你若健康，家人就不需要操你的心，家中成員個個都健康，才能共享舉家出遊的歡樂時光。

50+後要有高品質生活，骨頭是關鍵

謝文憲／企業講師、職場作家、主持人

本文開始之前，我想先問幾個好似福爾摩斯辦案才會問的問題：

1.為什麼愛喝酒，會喝到股骨頭都壞死？

2.髖關節退化，除了跟年齡有關外，還跟什麼有關？

3.為什麼都會區老人都屬輕度退化性關節炎，而山區民眾常屬重度？

4.為什麼各科別醫師都會要你適度減重、運動，而骨科醫師要你非得減重、運動不可？

5.退化性關節炎的6大危險因子，你覺得有哪些？

6.骨質疏鬆是老年人的專利嗎？

我今年55歲，醫療方面的書，我是這幾年才開始接觸的。我雖然沒有老態，但事實證明，心智成熟、年輕如我，機器用久，總是會需要保養，也會面臨耗損與置換的可能。

根據內政部調查，國內人口在2025年起，即將達到「超高齡社會」，會有20%（五分之一）的老年人口，意即國內超過65歲的老年人，推估即將來到450萬至500萬人之譜。也就是說，少子化加上超高齡化社會來臨，25至55歲的青壯族群不僅經濟壓力倍增，連照顧老小的成本也將越來越高。

這是國安議題。

換句話說，我自己再過10年也會變成分子。在台灣出生率嚴重下滑的年代，你我都應好好照顧自己的身體，除了讓自己的人生下半場，能有高品質生活以外，我也不想造成兩個兒子的負擔，這樣不僅可以讓自己好、全家好，也能讓台灣繼續擁有人口競爭力（雖然我們早已喪失人口紅利）。

看完本書，我發現：「骨力，就是國力」。

專業的論述輪不到我在關公面前耍大刀、抖書包，更何況上述的六個問題，都可以在大為的書中找到答案。我想聊聊我對大為的三個細部觀察，我用「二強一好」來形容。

#專業強

他對骨科的專業無庸置疑，他更是退化性關節炎與骨質疏鬆治療的專家，書中蒐羅的例子栩栩如生，都是他多年梳理的經驗與實戰累積，加上淺白的描述與圖解，讓我這個醫療小白，都很有收穫。

#學習強

我們在簡報、教學、演講、寫作、專業知識影音論述等課堂中相遇，每次與他的互動，都讓我深深覺得，骨科醫師就把病患照顧好，做好開刀就好啦，為何要學如此多業外的知識？看完他的書，我找到了答案。

骨科醫師也是人，「專業，建立在通俗的溝通」，大為用上述技巧，輔以他的專業，將專業做出最佳的詮釋，也在面對病患時，做出最適切的詮釋。

#心地好

我們都喜歡棒球，也看台南在地的統一獅隊，雖然不會每年封王，但球隊好比人生，上上下下，起起伏伏，我們都要為了追求更好的自己，不斷奮鬥努力。

2020年我籌拍棒球黑道電影《阿興》，公司拿到文化部一千萬輔導金，當時有許多好友支援我們完成棒球電影的夢想，大為就是其一，他把第一本書的版稅贊助了我們，雖然後來電影沒能拍成，我堅持退回剩餘款項，他仍要我將款項用在運動公益、演講推廣上，光是這件事，我十分感念他的善舉。

那一年，他還調侃的跟我說：「寫書，沒什麼版稅，還不如全部捐出去，做一點對棒球運動有益的事，我還覺得比較有意義。」

說真的，我十分感動。同時，在心中暗暗許下願望，未來我若有新書的預付版稅，也都將捐助給2021年台北市推動運動平權的績優團體「社團法人台灣運動好事協會」，當作運動平權、運動外交、弱勢扶助的基金。

我會這樣做，都是大為給我的啟發。

我欣賞他的好心地、他的專業力、他的學習力，更願意推薦本書，不僅自己要買，讀者也應該買給爸媽看，不要相信偏方，戴醫師與本書絕對可以幫助您提升人生下半場的生活品質，並且可以走得更遠，爬得更高，擁有更完美的人生。

作者序

懂得預防和保健，關節健康不打烊

戴大為／國立成功大學附設醫院骨科部主治醫師暨病房主任

身為一位骨科中的「關節重建科」醫師，我的工作就是處理「歸組害了了」（整組壞光光）的關節。微創人工膝關節及人工髖關節置換手術是我最常做的兩種手術，我就像是修車廠的師傅換汽車零件一般，把壞掉關節換成新的。

在我剛進到成大醫院骨科訓練時，看著我的老師賴國安教授以及楊俊佑院長，那行雲流水的刀法和像生產線般井然有序的開刀房安排，每天都可以開好幾台人工關節手術，那時候我就立定目標，有一天我也要像他們一樣，專精在這項手術上面。

18年後的今天，我已經成為獨當一面的關節重建科醫師。雖然日復一日排滿的手術排程、演講邀約和研究成果發表讓我獲得許多成就感，但是我也發現：許多手術是有機會避免的。如果大家能早一點知道退化性關節炎的預防及保健方法，或許關節就不會「歸組害了了」，需要面對手術了。

退化性關節炎是一種常見的關節疾病，影響了全球數億人的生活品質和健康，主要特徵是關節軟骨的磨損和退化，導致關節疼痛、僵硬、腫脹和功能障礙。退化性關節炎的發生和發展受到多種因素的影響，包括年齡、性別、遺傳、體重、運動傷害、意外創傷和發炎等。

時至今日，退化性關節炎仍沒有根治的方法，但是有許多有效的診治和照護措施，可以延緩病情的惡化，舒緩症狀，改善生

活品質，預防併發症，延緩或避免手術的需要。這些措施包括藥物治療、物理治療、運動治療、飲食營養、護膝、輔具和手術治療等。

這本書將從退化性關節炎的基本概念和分級開始，介紹膝關節和髖關節退化性關節炎的病因、診斷和評估方法。然後，將按照退化性關節炎的不同階段，詳細介紹各種診治和照護措施的原理、方法、效果、注意事項和實例。最後，也會針對需要手術的患者介紹手術的選擇和手術前後的準備及注意事項。

本書內容是綜合我多年臨床經驗及最新國際治療指引所產出的摘要，希望能提供退化性關節炎的患者、家屬、照護者和醫護人員一本實用的指南，幫助大家面對退化性關節炎的挑戰，並獲得最佳的治療和照護效果。

最後，期許這本書能夠陪伴您走過退化性關節炎的每一個階段，讓您的關節更健康，生活更美好。祝您身體健康，關節舒適！

第一章

從經典案例呈現關節炎
患者的真實樣態

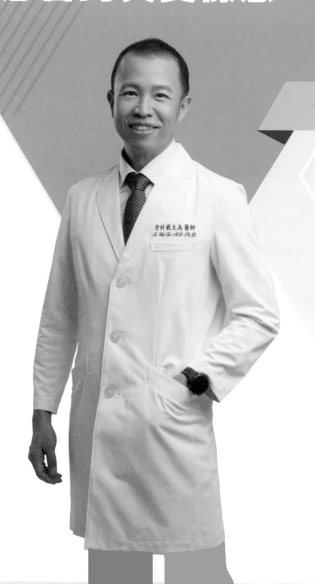

我的門診，有八成以上病人都是退化性關節炎或是骨質疏鬆症的患者，而且以高齡患者居多。

　　我們的關節就像是汽車零件一樣，用久了總是會有磨損和折舊，而骨科門診就像是汽車保養廠，談話的主題都圍繞在：如何保養和更換零件？

　　其實關節的保養很簡單，但是也很困難。控制體重和適度運動最重要。說來簡單，卻不容易做得到，所以才會有越來越多人需要「更換零件」。

　　以現在的醫療技術來說，「更換零件」再也不是困難和痛苦的事情。骨科醫師的工作，就是讓大家在更換零件之後，盡可能再回到高速公路奔馳！

　　這一章的經典案例，呈現了因為關節炎而就診的患者的真實樣態。

關節退化疼痛的問題不僅是肇因於「上了年紀」而已

 案例 **50 歲的蔡經理靠減重、運動擺脫膝關節疼痛**

蔡經理是一位台南在地中小企業的總經理,他在一次企業聯誼會活動聽完我演講之後,來掛號找我。他常常覺得膝蓋痠軟無力,這種情況在近幾個月甚至已經影響到他的工作,在視察工廠的時候,經常工作還沒完成就想回辦公室休息了。

「我年輕時隨便跑都是 10 公里以上,那時候也不覺得關節會不舒服,現在卻連走這一點距離都有問題,看來年紀大了,關節真的是退化了。」蔡經理有點沮喪的說。

蔡經理因為工作認真又有領導才能,在幾次公司策略決策當中對公司幫了大忙,在他們這個行業,50 歲就升任總經理算是非常年輕。像蔡經理這樣自我要求非常高的人,對於身體的病痛更是不太能接受,總是會特別沮喪。

「蔡經理,請問您現在都做什麼運動?」我問。

「自從升任總經理以後,這四、五年工作行程和會議實在是太多,已經沒有辦法像以前那樣子跑步或運動了,常常假日連個休息的空檔都沒有。不過,依我膝蓋現在這個狀況,應該也沒辦法跑了吧?」蔡經理說。

許多人都跟蔡經理有一樣的問題，覺得年輕的時候運動量大，關節從來沒有出過狀況；上了年紀之後，沒有在運動了，關節卻反而開始作怪，於是又更避免活動，但是關節疼痛的狀況始終不見好轉。

　　出乎大多數人意料的是，其實真正的問題反而是「沒有運動」，而不是「上了年紀」。缺乏運動造成核心以及下肢的肌力不足，沒有辦法支撐日常生活所需，維持穩定的姿勢，因此造成這裡痠那裡痛。這就是身體發出的警訊！

　　蔡經理照了 X 光片，發現雙側膝蓋僅有輕微退化性關節炎。我詳細解釋原因讓蔡經理了解，先請他調整工作，休息幾天，開一些溫和的藥物控制兩側膝關節發炎狀況。兩週後回診，狀況已經明顯改善。

　　回診時，我告訴蔡經理一定要重拾運動的習慣，循序漸進增加運動量。除了慢跑以外，也建議他增加一些肌力訓練的內容。

　　蔡經理對自己的要求很高，也很擔心膝關節痛再復發，要求我幫他打高濃度血小板血漿（PRP）及玻尿酸促進組織修復。前後一共打了 3 個療程。

　　經過一段時間的追蹤，蔡經理積極控制飲食，並且也恢復了以往慢跑的習慣。每週至少 3 次，在上班之前會到台南都會公園慢跑 30 分鐘，假日也會加碼帶家人去步道健行。花不到半年時間，就把他當總經理之後胖的 8 公斤瘦回來了，膝蓋疼痛痠軟再也沒有發作過。

　　後來蔡經理問我，他需不需要每年固定回來打 PRP 及玻尿酸保養？

「蔡經理，我想您應該已經體會到，適度運動及控制體重才是保護關節的最佳辦法。至於那些花錢的東西，頂多只能錦上添花。依您現在的狀況，應該是沒有必要再固定時間回來找我了。」

 Dr.戴骨科保健室

找出問題點！膝關節疼痛往往不是單一原因造成的

膝關節的構造以及運動機制非常複雜，會造成膝關節疼痛的原因也有很多，而且常常不是單一原因。如果就醫檢查不是結構上的問題，就要再檢查是不是功能上（動作控制）的問題了。

有時候膝關節本身只是受害者，真正的問題可能出在髖關節、踝關節或甚至是對側腳的關節（這個就是物理治療師的專業了）。

在骨科醫療端這邊能做的，就是檢查有沒有結構上的傷害，例如退化性關節炎、半月板及韌帶受損等。還有就是提供藥物、注射治療，幫助減少發炎和組織修復。

在自我管理方面，要控制體重。運動前要充分熱身，運動後要做緩和運動，另外也要有充足的休息，這樣子配合治療才會比較有顯著的改善。

治療退化性關節炎可視患者個別狀況多管齊下

案例 香港保鑣來台求醫，以新技術保留自然的膝關節

來自香港的馮先生，64 歲，擔任私人保鑣，過去一直勤練身體且喜歡運動，最近三年他感覺雙膝越來越疼痛，在香港就醫時，醫師認為雙側膝關節均已退化，需要更換人工關節。

上網搜尋後，馮先生發現台灣在關節退化治療與手術的觀念和技術水準非常先進，於是跨海來台求醫。

經過進一步檢查與評估，我發現馮先生雙側膝關節雖然都有退化現象，但僅右側膝關節因之前任務訓練時受過傷，退化情況比較嚴重，需置換人工關節；左側則可以用矯正手術來保留自然的膝關節，免換人工關節。

在我的建議下，他接受右側微創人工膝關節手術，左側則進行客製化 3D 列印截骨導切板（Patient Specific Instrument, PSI）輔助高位脛骨矯正手術。根據馮先生的狀況，我運用下肢力線矯正觀念，手術前與工程師討論，為他設計客製化 3D 列印手術導切板，並協助進行左膝的矯正手術。

馮先生手術後恢復良好，隔天就能下床以輔助器協助行動，數日後即自行出院返回香港。兩個月後回診，他已經可以小跑步了，此次回診順便要在台灣停留，進行環島旅遊。

馮先生表示，雙側膝蓋雖然做了不同的手術，但是都圓滿成功，解決了他長期疼痛問題。他也特別提到，左膝接受3D列印導切板輔助高位脛骨矯正手術，保留了原本的膝關節，不僅活動自然，更維持敏捷的反應，讓他得以順利再回到工作崗位繼續執勤。

Dr.戴骨科保健室

膝關節的手術選擇必須個別化考量

膝關節退化的治療與保養，包括適度運動、控制體重、使用消炎止痛藥、注射玻尿酸、血小板生長因子等，若還是不見起色，就需要考慮手術治療。

◎常用於治療膝關節退化的 3 類手術

骨科用在治療膝關節退化最常見的手術有 3 類，分別是：**微創全膝關節置換手術、局部膝關節置換手術、高位脛骨矯正手術。**（手術詳細資訊請見本書第五章。）

微創全膝關節置換手術

此項手術保留給退化程度較嚴重的病人。畢竟人工關節無法

像自己的關節活動那麼自然，因此對於年紀輕、活動需求大的病患就要謹慎考慮。

局部膝關節置換手術

此項手術適用於僅有局部（通常為內側）軟骨嚴重磨損，其餘區域卻相對完整的病人。手術僅處理受影響的部位，裝上墊片，避免骨頭互相摩擦。

高位脛骨矯正手術

此項手術適合中等程度退化的病人，在解決膝關節疼痛的同時，也保留原本自然的膝蓋活動，因此術後能夠恢復工作或運動。

◎以新創技術提升手術成功率及術後穩定度

高位脛骨矯正手術是指在小腿脛骨截一道小傷口，將下肢 O 型腿矯正成直的，大幅減輕膝關節內側不正常受力，以達到止痛效果。

由於醫學工程技術進展飛速，醫師可以使用電腦模擬軟體進行手術前的計畫，並且直接 3D 列印一個客製化手術導切板，手術時協助醫師做精準矯正，並打上鈦合金鎖定式骨板維持矯正。

採用高位脛骨矯正手術治療退化性膝關節炎，並沒有切除膝蓋任何組織，而且術後保留膝蓋的完整性，可使其活動、彎曲更為自然。

第 3 節 都會區老人多屬輕度退化性關節炎，山區老人則清一色重度？

案例 82 歲陳阿公忍痛 10 餘年，膝蓋嚴重變形才就醫

台南醫院新化分院位在國道 8 號的最末端，南橫公路往左鎮的方向。這裡雖然地處偏遠，卻是距離左鎮、龍崎、玉井、大內台南山區最近的醫院，肩負著偏鄉醫療的重責大任。這些地方人口大多以務農為主且年紀偏高，多少都有骨科問題，但是在 2012 年以前，這裡卻一直沒有一個全職的骨科醫師。

直到 2012 年 7 月，我由成大醫院派任前往支援，成為台南醫院新化分院第一個專職骨科醫師，發現這裡的患者由於醫療資源匱乏，總是等到病況嚴重才不得不就醫。退化性膝關節炎的情況就是一個最好的例子。

「醫生，我膝蓋痠痛，以前貼藥布有效，現在痛得無法彎曲，怎麼辦？」

82 歲的陳阿公家裡面種芭樂，10 多年來雖然常感覺膝蓋痛，但想說到市區就醫路途遙遠，老人家寧可忍痛或吃兒孫買的保健營養品，直到沒辦法搬芭樂，才意識到代誌大條。到診間時，陳阿公雙膝貼滿膏藥且嚴重變形，必須置換人工關節。

我為陳阿公安排做了微創人工膝關節置換手術後，當天他就能下床，且隔天膝蓋可彎曲 100 度，2 天後就順利出院了。

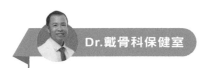
微創手術傷口較小，復原時間相對縮短

相較於傳統傷口至少 20 公分、復原時間約需 3 個月，病患對微創人工膝關節置換手術接受度較高，而陳阿公術後也直嚷：「這幾年真是白痛了！」

山區民眾以務農居多，膝蓋損耗率高，偏偏醫療訊息貧瘠，大多患者只靠吃藥，但傳統消炎藥傷胃，容易導致胃潰瘍，病患只能在胃痛和膝痛擇一，多數人寧可到國術館「喬一喬」，長期下來，不但失去關節保養先機，也總是拖到病情嚴重才就醫。

所以 2012 年我從成大骨科到新化分院開設骨科門診，就發現有逾 5 成民眾是因為膝關節痛來看診，而相較於都會區老人初次就診時多屬輕度退化性關節炎，山區老人則清一色屬重度，往往我在診間看到患者的時候，他們的雙腳早已經變形且寸步難行。

有鑑於此，當年我針對山區民眾開設膝關節特別門診，以免去老人奔波市區就醫之苦，並且著重加強衛教、宣導正確膝關節保養及治療方式，希望可以造福山區老人「膝」望無窮。

時至今日，台南醫院新化分院已經有多位骨科醫師輪流駐診，開刀房也可以執行骨科手術。我也完成了階段性的支援任務，返回成大醫院服務。但是在這裡看診期間，讓我看到了醫學中心以外患者多變化的樣態，而處理嚴重關節變形患者的經驗，也對我未來的手術技術成熟非常有幫助。

退化性髖關節炎的形成其來有自，學會保養很重要

> **案例** **退化性髖關節炎──難以忍受的鼠蹊部疼痛**

陳太太是台南最著名夜市──花園夜市的攤商，在夜市全盛時期，每天人潮洶湧，她總是忙得不可開交。但在過去五、六年，她每次擺攤站一整晚後，左邊鼠蹊部就開始覺得痠痛，最近一兩年連右邊也出現這樣的狀況。

今年以來，她感覺疼痛情況加劇，且延伸到大腿前側和外側，甚至休息也不見好轉。因此，她不得不將攤位轉讓，暫停工作。陳太太就診後，照 X 光發現是罹患雙側的退化性髖關節炎，而且已經嚴重到軟骨都磨光了。

「我還不到 60 歲，怎麼關節就退化，歸組害了了？」她一臉不可置信的問。

因為陳太太的髖關節先天就有點發育不良，再加上體重較重又缺乏運動，才 58 歲就需要接受人工髖關節置換手術。

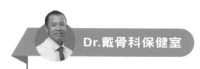
退化性髖關節炎的成因與保養髖關節要點

退化性髖關節炎的成因大多跟患者過去病史有關，最常見的就是「**先天性髖關節脫臼**」或「**先天性髖關節發育不良**」。

髖關節是一種「球窩關節」（ball and socket joint，又名杵臼關節），骨盆兩側各有一個半圓形的球窩凹面（髖臼），剛好搭配圓形的大腿骨頭（股骨頭），讓我們的髖關節可以做各種不同角度的活動或旋轉。髖關節發育不良的人，髖臼長得特別淺，沒有辦法包覆住股骨頭，關節接觸面積較小，所承受的壓力較大，長期下來關節軟骨磨損速度就比較快。

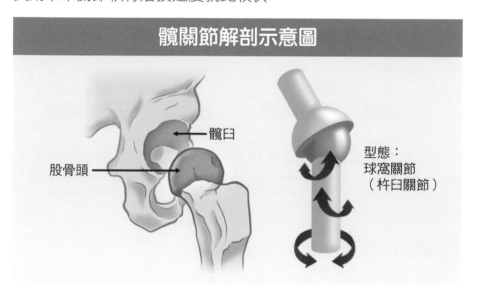

髖關節解剖示意圖

髖臼

股骨頭

型態：
球窩關節
（杵臼關節）

其他疾病也有可能造成退化性髖關節炎，例如**感染**、**骨折脫臼**、**股骨頭缺血性壞死**等等。

◎鼠蹊部疼痛與關節活動度減少

和一般人認知不同，髖關節疼痛大多出現在身體前側的鼠蹊部，而非後側臀部。

輕微退化性髖關節炎，一開始只有長時間站立、跑步或勞動才會造成鼠蹊部、大腿前側和外側痠痛。有些人剛起床會感覺關節僵硬，但活動一下就會好轉。隨著關節炎越來越嚴重，髖關節只要走路就會痛，甚至連休息時也會痛。此時活動度已經受限，患者會無法蹲下，對於需要極度屈曲髖關節的動作會感覺吃力，例如綁鞋帶、穿襪子。由於關節軟骨磨損，在 X 光影像上可以看見關節間隙減少、骨刺增生等現象。

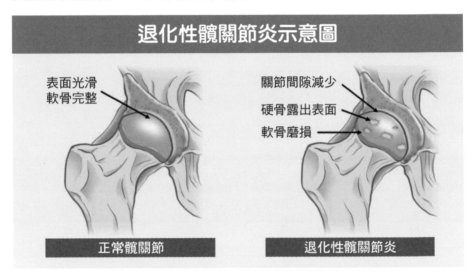

退化性髖關節炎示意圖

表面光滑
軟骨完整

關節間隙減少
硬骨露出表面
軟骨磨損

正常髖關節

退化性髖關節炎

當狀況更嚴重時，走路會一跛一跛的，需要拿拐杖才能走動。根據臨床經驗，髖關節疼痛反而會較膝關節疼痛更令人難以忍受。

◎減重、伸展與肌力訓練最重要

要保養髖關節，不外乎**控制體重、髖關節伸展運動與肌力訓練**。髖關節承受上半身的體重，過重的患者如果可以成功減重，效果比吃止痛藥來得好。另外，發現髖關節炎時，就應開始進行伸展以及強化的運動，除了維持活動度，也可以用強健的肌肉來幫助支撐髖關節。消炎止痛藥在不舒服時可適量使用，如果退化的程度嚴重，且疼痛無法控制，就需要考慮手術了。

酒國逞英雄不只傷胃傷肝，連髖關節都難逃其害

案例 酒店小姐的心酸，喝酒喝到股骨頭壞死

　　朱蒂一拐一拐地走進診間，身體重心明顯都落在左腳，右腳踩地似乎很痛，表情顯得有點忍耐。

　　類似的患者很常見，以 30 幾歲的年齡，未看先猜車禍擦撞或者打球扭傷腳準沒錯。但是朱蒂的情況卻不一樣。

　　一年前，朱蒂的鼠蹊部開始斷斷續續覺得痠，後來變成明顯脹痛，到現在走一步就痛一下，近半年都是靠止痛藥才有辦法正常工作。

　　我替她安排髖部 X 光檢查，發現她右邊髖關節股骨頭已經有壞死現象，但朱蒂並沒有長期使用類固醇的病史，難道會是長期酗酒嗎？

　　「請問您之前常喝酒嗎？」

　　「對，蠻常喝的，每天工作都會喝。」

　　「請問您是從事什麼工作？」

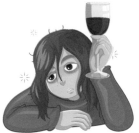

「八大行業。我的客人跟我說這可能是髖關節的問題，他之前也是找你換人工關節，聽說隔天就走來走去了，所以叫我來找你。」

我詳細解釋了股骨頭壞死的成因以及治療方式給她聽，告訴朱蒂以嚴重程度來看，她可能撐不了一兩年就必須要換人工關節了。

「如果要撐久一點，要不要考慮少喝一些，多用點手腕。有沒有可能多敬酒，少喝酒？」我問。

「哈哈哈，其實是我自己愛喝啦！沒辦法。那我跟公司喬好休假的時間就來找你開刀喔！」朱蒂笑得很爽朗。

「好啊，沒問題！記得提早一兩個月來預約手術時間喔！」

走出診間門口前，朱蒂突然回頭問我：「那醫生請問我換完人工髖關節後可以繼續喝酒嗎？」

「哈哈哈，可以啊！另外一邊的髖關節喝壞了我再幫妳換啊！」這次換我爽朗的笑。

朱蒂在兩個月後就安排休假來接受微創人工髖關節置換手術。

手術後當天她就下床行走、復健，兩週後回診已經沒有拿拐杖，一個半月後她就很敬業地回到「工作崗位」。至於有沒有少喝酒？這我就不知道了。

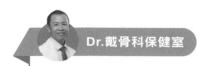

長期酗酒是髖關節股骨頭壞死的主要原因

像朱蒂那樣愛喝酒的「酒友」，髖關節的股骨頭很容易會出問題。

因為他們喝起酒來沒有節制，常會喝到胃痛、胃酸逆流、胃潰瘍，結果髖關節開始痛的時候，不得不吃消炎止痛藥緩解疼痛，又進一步影響胃的狀況，最後變成胃也痛，關節也痛。除了盡速戒酒、逆轉生活習慣外，目前似乎也沒有更好的辦法可以讓壞死的股骨頭「回春」。

股骨頭壞死又叫「缺血性壞死」，大多是由於長期酗酒以及使用類固醇造成，但也有少部分是創傷等其他原因或是不明原因造成的。（詳細介紹及治療方式，請見第 2 章。）

醫美診所有一票固定的生意客群都是來自於八大行業，看來骨科醫師也應該要好好經營這一塊！

第二章

退化性關節炎的
診斷及成因

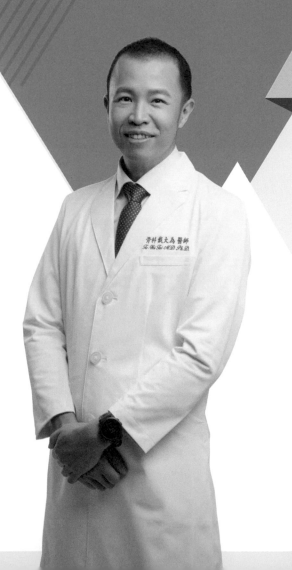

骨質疏鬆和關節退化是兩個不同的疾病。骨質疏鬆是硬的骨頭中骨質流失太多；而關節退化則是「退化性關節炎」的俗稱，指的是關節內的軟骨磨損變薄。

　　當發生關節炎的時候，患部可能會出現紅腫熱痛、關節僵硬的情況，影響到我們身體的活動度，也會影響走路等日常生活的功能。

　　退化性關節炎的診斷非常簡單，通常只要有相關症狀再搭配 X 光影像就可以診斷。但要注意的是，並非所有關節疼痛都是由退化性關節炎造成。

　　有時候影像上我們會看到退化性關節炎的現象，但是實際上造成疼痛的卻是其他原因，例如肌腱炎、感染、運動傷害等等，需要小心鑑別診斷。這個章節我們就來討論退化性關節炎的診斷及成因。

什麼是關節退化？原來關節退化和骨質疏鬆是不同的疾病

> **案例** 膝蓋痠軟，走路不便的 62 歲王媽媽的憂慮

「戴醫師，我痠痛好一陣子了，是不是有什麼骨質疏鬆？還是年紀大，關節退化了？」

62 歲的王媽媽滿面愁容地進到我的診間，跟我說她已經全身痠痛好久了，最讓她困擾的是兩邊膝蓋不時痠軟，走路很不方便。

她很擔心自己是不是有骨質疏鬆或是關節退化，朋友就建議她趕緊來找我。我仔細詢問病史並做完理學檢查後，幫王媽媽照了 X 光，也擇日另行安排骨密度檢查。

看過 X 光片後，我轉頭對王媽媽說明她的病況和處理方式：「王媽媽，您的膝蓋已經是第 3 級退化性關節炎，我看您現在很不舒服，所以會先幫您打個針，開一些藥舒緩疼痛。」

說完，我又接著提醒：「但如果您再不好好控制體重和保養，很快膝蓋就會歸組壞光光了哦！」

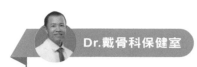

圖解退化性關節炎與骨質疏鬆症的鑑別和診斷

究竟關節退化（退化性關節炎的俗稱）和骨質疏鬆要怎麼鑑別診斷？這兩種疾病的成因、好發部位、症狀、保健食品、治療藥物和手術又有些什麼不同？

◎什麼是退化性關節炎？其好發部位與表現？

退化性關節炎（又名「骨關節炎」，osteoarthritis），是指關節軟骨磨損，軟骨下硬骨增厚，關節變形失去彈性，而發生關節發炎的情形，以致身體活動受限，影響到日常生活。理論上來說，只要是有關節的地方就有可能會發生退化性關節炎，常見的部位包括膝關節、髖關節、手部的關節和脊椎等。

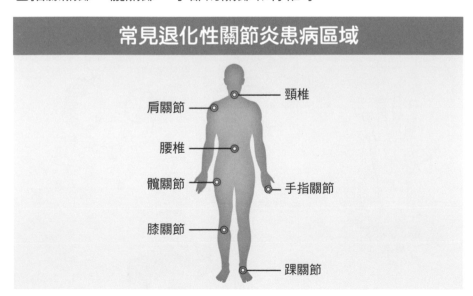

常見退化性關節炎患病區域

頸椎　肩關節　腰椎　髖關節　手指關節　膝關節　踝關節

45

其中膝關節與髖關節的退化比較容易造成困擾，嚴重的話也會有手術的必要。因此，**本書討論的主題內容主要以膝關節和髖關節這兩個部位為主。**

手部的退化性關節炎也會造成僵硬及痠痛，但是比較少需要使用醫療介入處理。至於脊椎的問題，就要參考其他相關的專業資訊了。

退化性關節炎可以經由症狀及 X 光影像做診斷。如果懷疑有其他可能問題，才會需要安排其他檢查項目。

◎求診患者中以退化性膝關節炎最常見

根據統計，中年以後就邁入「退化性膝關節炎」的好發時期，且年紀越大，發生率越高，50 歲以後的發生率約 20 至 30%；70 到 80 歲時，甚至可高達 7 成左右。**女性罹患退化性膝關節炎比男**

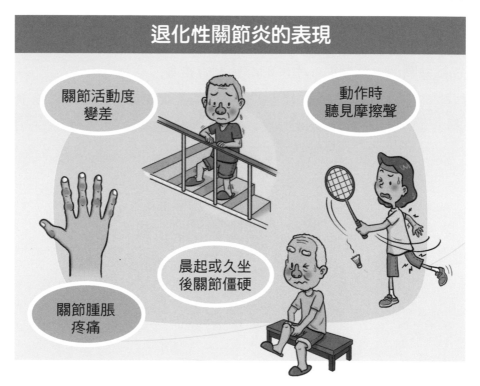

退化性關節炎的表現

關節活動度變差

動作時聽見摩擦聲

晨起或久坐後關節僵硬

關節腫脹疼痛

性又多了一倍。

退化性膝關節炎典型的症狀，是患者常會抱怨膝關節疼痛，關節僵硬、變形、變大、變粗或甚至紅腫，而有時關節活動會產生雜音、受到限制等等。最常聽到病人抱怨的是無法蹲（尤其上下樓梯更是無力）。往往病患活動或站立太久，會感覺疼痛痠軟，最終症狀日益明顯，以至無法行走。

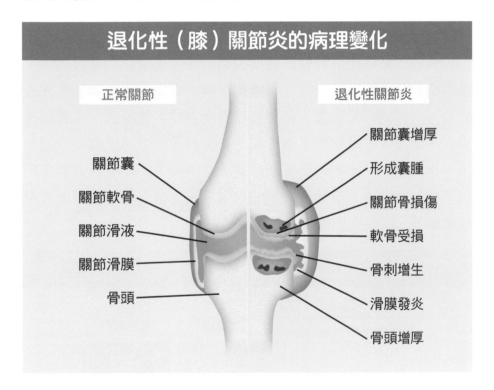

退化性（膝）關節炎的病理變化

正常關節　　　　　　　　　退化性關節炎

關節囊
關節軟骨
關節滑液
關節滑膜
骨頭

關節囊增厚
形成囊腫
關節骨損傷
軟骨受損
骨刺增生
滑膜發炎
骨頭增厚

◎治療方式依疾病進展及嚴重程度而定

退化性膝關節炎的治療，包含控制體重、適度且規律運動、生活形態改變、消炎止痛藥物、膝關節內藥物注射、玻尿酸注射、截骨矯正手術及置換人工關節等，須視疾病的進展及嚴重程度來選擇最佳的治療方式。

隨著新藥物的研發及手術技術的進步，目前已有不傷胃的消

炎止痛藥上市，效果較持久且較無副作用，比較適合長期使用。

　　關節注射所使用的素材，包含消炎止痛劑、玻尿酸、血小板生長因子等，須視每位患者情況做選擇。微創人工關節手術則縮短了病患的住院天數與復原時間，讓手術後的病患可以盡速回復正常生活。

◎同場加映 ── 什麼是骨質疏鬆症？

　　骨質疏鬆症是指骨骼的結構受到破壞，使骨骼的強度減弱，進而造成骨折的風險增加。年輕的時候，骨頭就像是鋼筋水泥蓋的屋子，結構非常紮實；但隨著年紀增長或其他原因，骨質慢慢流失，這間房子就變成了海砂屋，一旦有了意外、地震就容易倒塌。也就是說，年輕時骨質密度高，結構強，即使從高處跳下來也不一定會受傷。但骨質疏鬆的患者稍一不慎滑倒，骨頭就有可能會斷掉，就是這個道理。

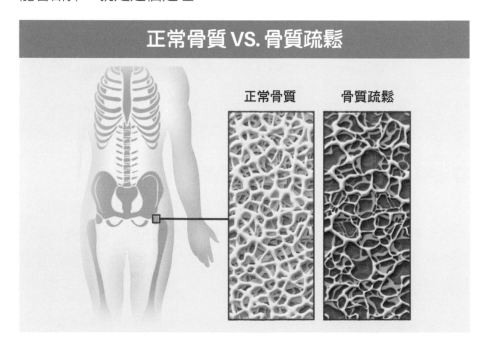

正常骨質 VS. 骨質疏鬆

正常骨質　　　骨質疏鬆

◎退化性關節炎與骨質疏鬆症的比較

	退化性關節炎	骨質疏鬆症
成因 (風險因子)	年紀大、肥胖、女性較常見、關節受傷史、缺乏運動、體質	年紀大、過瘦、女性較常見、營養不良、內分泌及風濕免疫疾病、長期使用類固醇、缺乏運動、體質
部位	關節軟骨磨損、周圍組織發炎	骨骼結構空洞多、密度低、強度低
診斷方式	Ｘ光影像	骨密度檢查、骨折史
症狀	關節疼痛、僵硬、活動受限、變形	沒有症狀，但容易骨折
保健食品	葡萄糖胺、軟骨素、非變性第二型膠原蛋白（UC-II）等	鈣補充劑、維生素D
治療藥物	非類固醇消炎藥、止痛藥、關節內注射類固醇、玻尿酸、高濃度血小板血漿PRP、羊膜萃取物等	治療骨質疏鬆用藥（常見如益穩挺、骨力強、保骼麗、骨穩等）
相關手術	全套或局部（半）人工關節置換手術、截骨矯正手術等	骨折固定手術、髖部骨折後人工關節手術等
參考資訊	本書	《骨質疏鬆＆肌少症診治照護全書【暢銷增訂版】》

◎診斷骨質疏鬆症的 2 種方法

方法 1：低創傷性骨折病史

我們都知道，從高處落下，或者是車禍撞擊，可能會造成骨折，但如果一個人只是不小心滑倒就骨折，那我們就懷疑他的骨密度是不是有問題？必須要進一步檢查。

方法 2：骨密度檢查（DXA）

一般我們檢查骨密度會看一個叫做 T 值（T-score）的指標，小於 -1 就定義為 [低骨密度]，而 T 值小於等於 -2.5 就可以說是骨質疏鬆症。T 值小於 -2.5 的意思，就是您的骨密度排名落後於正常平均值 2.5 個標準差（國際約定以年輕白人女性為標準），屬於非常後段班，骨折風險大大增加。

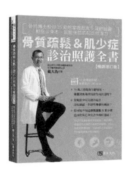

預防骨質疏鬆症最終目的在於預防骨折的發生。骨折會嚴重影響生活品質，而且死亡率也會增加。預防骨質疏鬆症就從了解自己的骨質密度及骨折風險評估開始！更多資訊請參閱《骨質疏鬆＆肌少症診治照護全書【暢銷增訂版】》（戴大為／原水文化 2023 年）。

掃我線上購書

▶ **骨質疏鬆 & 肌少症**診治照護全書

骨科博士教你 35 歲起掌握飲食＆運動關鍵，輕鬆存骨本，啟動骨骼的超能修復力

了解6大危險因子，避免退化性膝關節炎找上身

案例 家庭主婦的「工作」做久也會傷關節

楊先生是一位鐵皮屋工人，平常工作需要爬上爬下，楊太太則是家庭主婦，生活很單純，主要就是操持家務。

不過楊太太的膝蓋疼痛僵硬很久了，一直都是直接吃成藥緩解症狀，剛好最近楊先生覺得膝蓋有點痠痛，他們孝順的女兒就一起把夫妻倆帶來我的門診。

X光片檢查結果發現，楊先生膝蓋僅是輕微的退化，反而是楊太太的膝關節長滿了許多骨刺，甚至關節軟骨也已經磨損很多了。

他們聽到這檢查結果都大吃一驚。

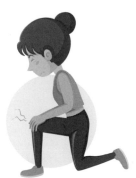

「原本以為我先生是『做粗重的』，關節應該會比較快壞掉。」楊太太一臉不敢相信地說，「我都是在家煮飯、做家事而已，沒做什麼粗重的工作，沒想到竟然是我的關節先壞掉！」

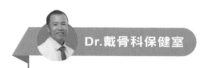

認識退化性膝關節炎的 6 個危險因子與嚴重程度分級

　　退化性關節炎目前成因不明。先前大多數人認為是過度使用造成關節軟骨磨損加速的關係，但這一點並沒有在所有病人身上發生。有些人一輩子務農或做粗重工作，關節卻很健康；有些人是坐辦公室的，還沒退休已經有關節退化的現象。我們雖然不知道確切的成因，但還是有一些已知的危險因子可以提供給大家參考留意。（詳見右頁「6 大危險因子」列表及影片說明）

◎退化性膝關節炎的程度分級

　　要怎麼知道關節退化的程度呢？如果有退化性膝關節炎的症狀，例如走路膝蓋痛、僵硬、變形，最簡單方式就是照 X 光片檢查，就可以判讀退化性膝關節炎的嚴重程度。

　　正常的膝關節影像可以看到上方大腿骨（股骨）、小腿的脛骨和腓骨。關節表面是由軟骨組成，由於軟骨在 X 光片上不會顯影，所以看起來像是一條黑色的縫隙，其實那就是關節軟骨的厚度。

掃我看影片

▶ 關節退化的危險因子

退化性關節炎警報！
膝關節退化 6 大危險因子揭密。

◎6大危險因子

1.基因，也就是體質	這是與生俱來無法改變的事實，有些人的軟骨細胞就是比較容易老化，軟骨層比較容易磨損。
2.年齡與性別	年紀越大，關節退化的機會越高。而女性又多於男性，這可能跟荷爾蒙有關，但確切原因不明。
3.肥胖	肥胖的人罹患膝關節退化的風險較體重正常的人高出許多，約為7倍機率。
4.下肢排列	並非所有人的腳都是直的，O型腿會讓膝關節內側更容易磨損，X型腿則會讓膝關節外側受力增大，磨損軟骨。
5.運動傷害	有些人也會有誤解，認為運動過度會造成關節退化，事實不然。造成關節退化的，不是運動本身，而是「運動傷害」，例如韌帶斷裂、半月板受傷等。因此，發生運動傷害時務必妥善處理，避免日後產生關節炎的後遺症。
6.意外傷害	因意外受傷造成骨折，可能會改變關節的受力，使關節承受不平均的壓力，加速軟骨磨損。若骨折一路裂到關節表面，造成不平整，也會加速軟骨磨損。要避免「創傷後退化性關節炎」的發生，最好的方法就是盡快將移位的骨塊復位固定。

退化性膝關節炎嚴重程度第0～4級分級影像

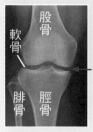 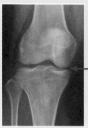 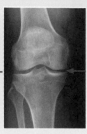 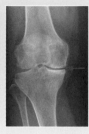 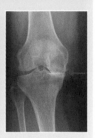

軟骨　股骨

腓骨　脛骨

第0級：正常的膝關節，未見間隙變窄（代表軟骨未磨損）或是骨刺生成。

第1級可疑：疑似關節間隙狹窄，懷疑有骨刺生成。

第2級輕度：關節間隙狹窄但輕微，可見骨刺生成。

第3級中度：關節間隙狹窄且明顯可見，有多處明顯的骨刺生成。

第4級重度：關節間隙消失，軟骨磨損殆盡，硬骨互相磨損變形。

退化性關節炎的分級

最常用的退化性關節炎分級方式是「卡葛倫 - 勞倫斯分級系統（Kellgren-Lawrence Grading System）」。這個系統根據站立膝關節X光影像，以關節間隙減少的程度（代表軟骨磨損的程度）和骨刺生成的程度，將退化性膝關節炎分成5級。

◎不同嚴重程度的治療原則

無論是哪一個等級的退化性關節炎，減輕體重和適度運動都可以有效控制疼痛。

①葡萄糖胺、軟骨素等保健食品，適用於輕度退化性關節炎（第1、2級）。

②玻尿酸注射、PRP高濃度血小板血漿注射則適用於中度退化性關節炎（第2、3級）。

③復健、或是物理治療適用輕度與中度退化性關節炎（第 1 至 3 級）。

④消炎止痛藥在需要時酌量使用，關節內注射類固醇則是在急性疼痛發作時使用。

⑤第 3 級某些情況需考慮高位脛骨截骨矯正手術；第 4 級的患者若是症狀嚴重，影響到生活品質時，則應考慮人工關節手術。

◎治療須個別考量

根據臨床經驗，每個人症狀的嚴重程度和 X 光影像看到的不一定成正相關。像是在門診常常可以看到一些嚴重疼痛的病人，照 X 光片卻發現只有 1 級或 2 級退化；而第 4 級退化的病人，常以走路痠軟、關節變形來表現，疼痛感反而沒有那麼嚴重。

所以治療的選擇，除了考量 X 光上的嚴重程度外，最重要是必須根據每個人不同的症狀和需求量身訂做，才能達到最好的效果。

掃我看影片

▶ **膝關節退化常見的治療方式**

膝關節退化，治療選擇一大堆，該怎麼選？先了解分級，再選擇治療！【台語版】

其實膝蓋疼痛原因有很多，不一定是關節退化

案例 專業美容理髮需要長時間久站的小菁

醫院附近美容院的理髮師陳小菁，覺得右邊膝蓋後側痠痛，一兩個月了都不見好轉，工作時只要站超過 1 小時，就會開始痠軟無力。

後來小菁聽幾個客人跟她說，她有可能是「關節退化」了，就很緊張地跑來掛號看醫生。

檢查的結果發現，小菁的膝關節 X 光影像一切正常，但是她大腿後側卻異常緊繃，小腿肚壓下去也說感覺很痠，而且膝蓋內下方偏後側有一個點壓下去還會喊痛。

我跟小菁說她這些不舒服和關節退化其實不太有關係。

「這是鵝掌肌腱炎。您的大小腿後側肌肉太緊繃了，需要放鬆，並且要訓練核心肌群，注意站姿，痠痛狀況才有可能改善喔！」

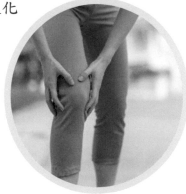

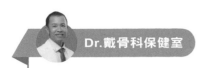
Dr.戴骨科保健室

常見膝關節疼痛的 3 類原因

膝關節疼痛的位置與嚴重程度，依據發生的原因會有所不同，有時只是單純疼痛，有時會合併紅腫、僵硬、無力、不穩、活動有聲音、活動受限等症狀。

什麼時候你該去看醫生？

- ☑ 膝關節明顯腫脹或變形
- ☑ 膝關節無法伸直或彎曲
- ☑ 無法承受重量，走路容易軟腳
- ☑ 發燒加上紅腫

常見膝關節疼痛的原因有創傷、機械性問題、關節炎等三類，以下分別列舉說明：

◎創傷

簡單來說，就是受過傷的後遺症。

前十字韌帶斷裂

很常見的膝關節運動傷害。膝關節 4 條重要韌帶的其中 1 條斷掉了，有些人在斷裂時會聽到「啪」的一聲！常發生在打籃球、踢足球或是需要急轉身的運動。前十字韌帶斷裂並不一定需要手術治療。

骨折

　　膝關節周邊的骨頭（大小腿骨與膝蓋骨）裂開、斷掉或碎掉。在台灣大多是車禍造成（尤其是機車），也有少部分是跌倒直接撞到膝蓋。

半月板破裂

　　半月板是膝關節中維持穩定的軟骨組織，在膝蓋承受重量又突然扭轉時最容易受傷。

滑囊炎與肌腱炎

　　急性傷害、重複性傷害都有可能造成膝關節周邊的構造發炎。在門診最常見的是「鵝掌肌腱炎」與「髕骨韌帶發炎」（跳躍者膝）。

◎機械性問題

　　由於結構上或是動作控制上的異常，因而導致膝關節的負荷增加。

游離體

　　膝關節內因退化或受傷長了骨刺，有些骨刺沒有黏在骨頭上會跑來跑去，卡住膝關節，甚至造成發炎。

髂脛束症候群

　　大腿外側強韌的肌腱「髂脛束」摩擦到大腿骨接近膝蓋的地方，造成膝關節外側疼痛。常見於長距離跑者。

膝蓋骨脫臼

這有可能是創傷引起的，也有可能是先天結構就不良，肌肉力量又不夠所導致。

髖關節或足踝的問題

其他關節出問題，走路姿勢與施力的方式一定會改變，可能會間接影響膝關節。

◎關節炎

各種發炎疾病在膝關節所引起的發炎反應，都會破壞軟骨，對膝關節造成傷害。

退化性關節炎（骨關節炎）

最常見的膝關節炎，主要原因是老化、磨損所引起。

類風濕性關節炎

這是一種自體免疫的疾病，需要由風濕免疫科醫師診斷後控制。但若是膝關節破壞過多，就只好找骨科醫師評估手術了。

痛風

尿酸結晶所引起的關節發炎，最常見於大腳趾，膝關節也有可能發生。

假性痛風

另一種結晶（CPPD）造成的關節發炎，最常發生在老年人的膝關節。

感染性關節炎

膝關節被細菌感染了，通常伴有發燒、紅腫熱痛，需要抗生素治療，甚至手術清除感染的細菌。

其他問題或是診斷名詞，像是髕骨股骨疼痛症候群、髕骨軟化症等，族繁不及備載。所以，您的膝蓋疼痛，可不一定是「退化性關節炎」造成的喔！不要再讓「它」一直背黑鍋了！

常被誤認為關節退化的鵝掌肌腱炎

膝蓋痛就一定是關節退化嗎？接著我要介紹的，是一個常常假裝是關節退化的疾病：鵝掌肌腱炎（Pes anserinus tendinitis）。

不要小看肌腱發炎

52 歲的王媽媽最近常覺得兩邊膝蓋內側疼痛，尤其是在打掃家裡的透天厝之後，上下樓梯特別痠軟無力。過年前，她勉強把客廳清乾淨後，想說蹲下來休息一下，沒想到這一蹲就站不起來了。鄰居陳太太看到趕緊跟她說：「妳這個可能是關節退化，要趕快到醫院去給醫生看看，不然慢了可能就要換人工關節了！」

於是，王太太一臉愁容的來到骨科門診就診，發現痛的地方是兩邊膝蓋內側下方，並且延伸到大腿後側。由於不放心，她要求醫師安排照了張 X 光片，卻發現關節軟骨都還在，退化情況也不明

顯。經過醫師解釋，她才知道她這情況叫做「鵝掌肌腱炎」。

　　「鵝掌肌腱」（又名鵝足肌腱）是由縫匠肌、股薄肌、半腱肌3 條腿後肌腱組成，這 3 條肌腱共同附著在近端脛骨內側上，由於形狀像鵝掌而得名。這個地方剛好就在膝蓋內側下方約 2 至 4 公分處，所以發炎疼痛時經常會被誤以為是關節疼痛。最常見的原因是腿後肌腱持續過度緊繃造成發炎，年輕人肌腱發炎多因為運動（例如跑步、打球、騎車）等，在門診中看到長時間做家事引起的也不少。此外，這個地方的解剖構造也有一個滑囊，所以有人亦會說是鵝掌滑囊炎（Pes anserinus bursitis）。

　　當然，關節退化和鵝掌肌腱炎也常常同時存在，有時關節炎的治療後，膝蓋還是反覆疼痛，一定要確定一下是不是肌腱炎在作怪。

膝蓋內側下方

休息復健最重要

　　治療的方式包括止痛跟復健。

　　口服消炎止痛藥可以改善不舒服的症狀。如果疼痛難忍，可以局部注射消炎藥。最重要的治療方式其實是休息，暫時停止引起發炎的重複動作，例如過多的家事、上下樓梯、運動等。熱敷、伸展大腿後側肌群也會有幫助。這個疾病幾乎不需要手術介入。

　　鵝掌肌腱炎雖然不是什麼嚴重的病，但是卻容易反覆發作。如果休息不完全，發炎的狀態容易反覆起伏，造成生活上的困擾。通常腿後側肌腱會持續過度緊繃，背後都有其他原因，大多是因為核心及下肢肌力不足，或是動作模式不對所導致。需要針對這些問題做復健或者訓練，才能避免復發或衍生更嚴重的問題。

第三章

退化性髖、膝關節炎
的保健及治療

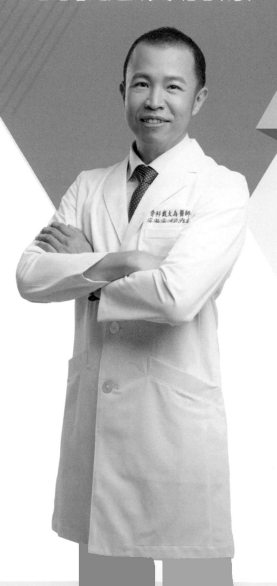

退化性關節炎既然是一個退化性的疾病,表示它是一個長期的問題,不太可能在短時間內就完全解決,追求打一針或吃什麼藥就藥到病除是一個不切實際的想法。

造成退化性關節炎的原因,除了體質之外,最主要就是體重過重以及肌力不足。所以,想要改善關節的狀況,最重要的是控制體重和適度運動。

目前市面上有許多保健食品標榜對關節有益,有些治療像是消炎止痛藥以及其他的注射方式也可望改善關節疼痛或僵硬的症狀。這個章節會為各位 —— 介紹這些常見治療方式的原理、優缺點、適用對象及使用時機。

這些非手術的治療方式都可以試試看無妨,但是請各位民眾一定要記得,除了控制體重和適度運動之外,其他的治療都只是用來緩解症狀或者錦上添花,千萬不要捨本逐末。

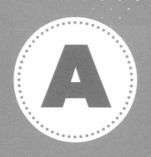

退化性膝關節炎非手術治療

控制體重

膝蓋痛只能吃止痛藥嗎？
關節要好用，先控制體重

案例 有糖尿病問題且體重嚴重超標的王太太

　　王太太 155 公分的身高，體重卻早就超過 80 公斤，她拖著沉重的步伐，很吃力地走進診間，跟我說她這兩年膝蓋越來越痛，最近幾個月甚至已經到了寸步難行的程度。

　　經過 X 光片檢查，王太太兩邊的膝關節已經都變形，而且軟骨都磨損殆盡了，除了換人工關節以外，大概沒有什麼其他辦法。

　　不過，王太太還有長期糖尿病的問題，由於沒有好好控制飲食，導致糖化血色素（代表近期血糖控制的優劣）等抽血數值也不好看，不禁讓人擔心手術後感染的風險會增加。

　　於是我請她立即開始配合營養師和醫師的指示積極控制血糖。3 個月後，王太太的糖化血色素終於下降到可以接受的程度，順利完成微創人工關節置換手術。

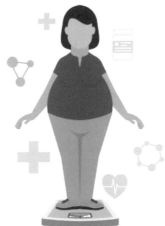

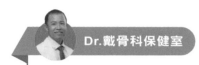

肥胖族注意！小心退化性關節炎盯上你

　　肥胖的人膝關節有較高的機會退化，這是不爭的事實。根據統計，BMI 達 30 以上的肥胖患者，相較常人多出 7 倍的機會罹患退化性關節炎。

　　2016 年 2 月一篇刊登在骨科國際頂尖雜誌《*JBJS*》（*The Journal of Bone and Joint Surgery*）的研究顯示，這些已達病態性肥胖的嚴重關節退化患者，先接受「減重手術」後，再接受「人工膝關節置換手術」，所收到效果會比僅單純處理關節要好。

◎關節負重，牽涉使用年限

> 膝關節每天承受體重數倍的力道進行活動，若是體重過重，又沒有良好的肌肉支撐，很容易就會磨損。

　　其實人工關節也是一樣，所承受的重量越重，使用年限當然會受到影響。肥胖的病人手術時間較長，感染機會可能也較高，而且因為體重的關係，手術後恢復行動的時間也會拉長。

掃我看影片

▶ 退化性關節炎的基本認識和預防治療

年紀大、肥胖族注意！退化性關節炎治療與預防怎麼做？飲食控制與運動才是重點！

◎肥胖的人手術傷口較大

就一位骨科醫師的觀點來說，即使同樣是常常執行的拿手手術，在很胖的病人身上執行，總還是會覺得不那麼「行雲流水」。

手術進行時，中等或是偏瘦身形的患者，皮膚傷口劃開後，很快就可以看到關節部位；但是很胖很胖的病人，在皮膚傷口劃開後，還要經過一層很厚很厚的脂肪組織，手術傷口比較大也是必然的。

◎肥胖的人手術併發症較多、結果較差

肥胖會增加手術併發症發生的機會，例如感染、靜脈栓塞等。此外，人工關節也會因為容易鬆脫或磨損而降低使用年限，導致不良於行，或會再需要更多次的手術處理。肥胖者常合併有糖尿病、高血壓等內科疾病，這些疾病也會提高麻醉及手術的風險，也可能會延長住院天數。

◎減重主要靠飲食控制

許多關節炎患者總是會抱怨說因為關節疼痛、不良於行，所以完全瘦不下來。事實上，要控制體重，「飲食控制」占了 7 至 8 成以上的重要性。只要下定決心配合飲食控制，調整生活型態，就能有效控制體重。近年來新型的減肥針、減重藥紛紛上市，控制體重也可望比過去輕鬆一些，不過一定要請專業的醫師處方，千萬不要誤信坊間的偏方。

雖然大部分的人都不需要減重手術，但是控制體重卻是一輩子的功課。無論關節是否退化，無論是否要接受關節手術，控制體重只有好處沒有壞處。

控制體重飲食最重要：吃對種類、吃對比例、吃對順序

案例 對減重很消極，自嘲吸空氣都會胖的朱媽媽

「您這是退化性膝關節炎，和體重過重非常有關係，一定要努力減輕體重喔！」我這樣對朱媽媽說。

「我膝蓋在痛，沒辦法運動啦！」朱媽媽回答。

「要控制體重，最重要是控制飲食，只要有健康的飲食習慣，就會慢慢瘦下來喔！」

「我胖了一輩子，吸空氣都會胖，沒辦法啦！」朱媽媽打從心底認為自己瘦不下來。

「還是要我幫您轉診營養師門診，請專業的營養師幫您看看到底是哪裡出了問題？」

「我看還是不用了，營養師說的那些我鐵定做不到……」

看來朱媽媽不是不想瘦，而是不想改變飲食習慣，不想「努力」變瘦。她一定也期待有什麼魔法棒，點一下就能恢復曼妙身材。

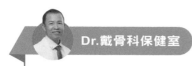

治療關節炎，先控制體重！掌握健康飲食3項原則

控制體重是延緩退化性膝關節炎最重要的方法。因為我們走路時膝關節所承受力量可達體重的 2 至 3 倍，在跳躍或上下樓梯時更可能高達 10 至 15 倍，所以控制體重是保護膝關節最直接的方式。

> 「養成健康的飲食習慣」，比運動還重要，
> 是控制體重最最最重要的方法。

網路上流傳一則笑話：

有個胖子問醫生：「請問有沒有不用控制飲食，不用運動，就可以快速減重的方法？」

醫生回答：「有啊！我可以直接安排你火化！」

這個笑話說得非常貼切，除了飲食和運動外，控制體重沒有捷徑，其中又以「控制飲食」最重要。

根據過去的研究，那些號稱「吸空氣都會胖的人」事實上每天所攝取的熱量都遠超過標準，只是自己不知道或者不願意面對而已。

攝取的熱量高於每天所消耗的熱量就會胖，道理就這麼簡單。那些「內分泌失調」、「我的體質特殊」等各種理由，大多只是藉口。

我不是專業的營養師,不會在這裡長篇大論講減重的飲食控制,但是我可以分享自己實踐多年的「健康飲食概念三原則」:吃對種類、吃對比例、吃對順序。

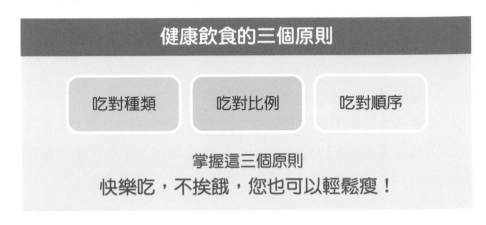

1. 吃對種類

我個人奉行 CrossFit 區塊飲食的概念,可總結成兩句話:

> 吃肉和蔬菜,堅果和種子,一些水果,少量澱粉,不吃糖。
> 吃「食物」的原型,不吃精緻加工的「食品」。

這裡所謂的「肉」,泛指富含蛋白質的食物,並不侷限在肉類,各種肉類、蛋類、豆類都算;蔬菜最重要,種類越多越好。堅果和種子則是少量就行,提供健康的油脂來源,並且可以抗氧化。

水果富含各種營養素,但由於糖分高,不可以用來取代蔬菜。澱粉的量不能比蔬菜多,否則容易轉變成脂肪囤積。最後,精緻加工的糖是健康的最大殺手,一定要戒掉。

精緻加工的食品通常摻有許多化學添加物和大量的糖,熱量高但體積小,不容易有飽足感。可以的話,日常飲食建議盡量選擇吃「食物的原型」,至少你會知道吃下肚的是什麼東西。

2. 吃對比例

　　了解什麼食物該吃與不該吃之後，「吃對比例」也很重要。根據健康餐盤的概念，最簡單方式就是控制用餐時取用食物比例：

> 蔬菜水果：肉類（蛋白質）：澱粉（五穀雜糧）為 2：1：1

　　我們可以每餐把餐盤或便當劃分成四等分，規劃二份放蔬果，一份放肉類，一份放澱粉類。

　　中式餐食的用餐方式是先盛一碗飯，然後再夾桌上的配菜來吃，直到吃飽，所以常會有過量以及不均衡的問題。如果在用餐前先把各種食物的比例分配好，決定食量，就能避免吃過飽，又可以保證吃到各種營養。

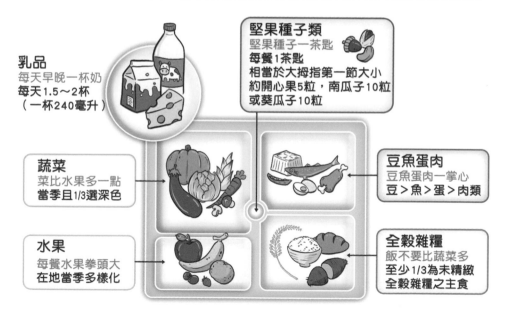

我的健康餐盤：聰明吃營養跟著來

乳品
每天早晚一杯奶
每天1.5～2杯
（一杯240毫升）

堅果種子類
堅果種子一茶匙
每餐1茶匙
相當於大拇指第一節大小
約開心果5粒，南瓜子10粒
或葵瓜子10粒

蔬菜
菜比水果多一點
當季且1/3選深色

豆魚蛋肉
豆魚蛋肉一掌心
豆＞魚＞蛋＞肉類

水果
每餐水果拳頭大
在地當季多樣化

全穀雜糧
飯不要比蔬菜多
至少1/3為未精緻
全穀雜糧之主食

※ 資料來源：衛生福利部國民健康署〈我的餐盤〉

3. 吃對順序

不知道你有沒有一種不好的經驗，就是吃飯時覺得肚子很餓，吃得狼吞虎嚥，但是飯後半小時卻覺得吃太飽了有點後悔？

這是因為大腦的「飽食中樞」會延後反應，等到大腦感覺吃太飽，想要阻止你的時候，已經太遲了。

改變吃東西的順序，可以提早大腦的飽食中樞反應。

先吃兩份蔬菜，再吃一份肉，最後才吃那一份澱粉，可以較快增加飽足感。因為蔬菜的體積較大，可以把胃部空間先撐起來，讓大腦的飽食中樞提早反應。

以我自身經驗為例，在外食的時候，如果我先吃肉再吃菜，常常整盤吃完了，還會想再加點。但是如果我先把蔬菜吃完，再吃其他部分，吃完很快就覺得飽了。

飲食控制從來就不簡單，「吃對種類，吃對比例，吃對順序」是我覺得實行起來相對簡單又有效的方式，提供給您做參考。

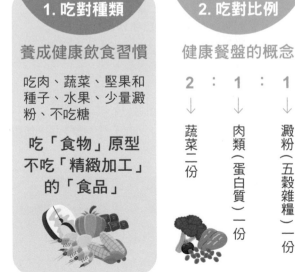

1. 吃對種類

養成健康飲食習慣

吃肉、蔬菜、堅果和種子、水果、少量澱粉、不吃糖

吃「食物」原型不吃「精緻加工」的「食品」

2. 吃對比例

健康餐盤的概念

2 ： 1 ： 1
↓　　↓　　↓
蔬菜二份　肉類（蛋白質）一份　澱粉（五穀雜糧）一份

3. 吃對順序

可提早大腦的飽食中樞反應

先吃：二份蔬菜 → 再吃：一份肉類（蛋白質） → 最後吃：一份澱粉（五穀雜糧）

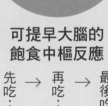
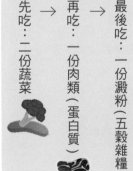

深海魚治療關節炎、骨質疏鬆？談吃鮭魚的5個健康益處

案例 吃鮭魚和骨科也有關係？

「戴醫師，你最喜歡吃的生魚片是哪一種？」

我有個患者是日式料理店的師傅，有一次不知道是怎麼起的話頭，我跟他提到我喜歡吃日本料理，他就這麼問我。

「當然是鮭魚生魚片啊！口感鮮美，還有營養價值。」我這樣回答他。

「聽說鮭魚對健康有很多好處，不僅含有豐富的 omega-3 脂肪酸，有助於降低心臟病風險，還能增強免疫力。」他說道。

「沒錯！」

我接著又補充，「而且你知道嗎？鮭魚對於骨骼和關節健康可能也很有幫助喔！」

「『拿』麼厲害？鮭魚跟你們骨科有關係？」這位日料師傅很感興趣地準備聽我開講。

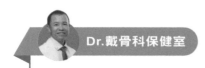

強健骨骼和關節，吃當季鮭魚就對了！

　　鮭魚是一種很受歡迎的海鮮魚類，雖然台灣不產鮭魚，但是我們仍然可以很容易在超市或美式大賣場買到。除了本身味道好，鮭魚還可以提供 5 個健康益處，是促進骨骼和關節健康的好夥伴。

1. 改善骨骼健康

　　鮭魚富含脂肪酸和維生素 D，可以促進骨骼更加健康，因為維生素 D 能幫助我們的身體有效吸收鈣，減少骨折和骨質疏鬆症的風險。更驚人的是，鮭魚肉也富含鈣質，光是 110 公克（約 4 盎司）就有 200 毫克的鈣。（停經後婦女每天建議攝取鈣約 1,000 至 1,200 毫克。）身為骨科醫師，不推不行！

2. 幫助減輕體重

　　鮭魚含有豐富的不飽和脂肪和蛋白質，有助於增加飽足感，抑制食慾。除了營養密集之外，鮭魚的卡路里含量也相當低，100 公克魚肉僅含有約 180 卡路里。

　　另外，由於蛋白質含量高，飯後血糖比較不容易飆高，而血糖值穩定也比較不會突然感到飢餓。

　　肥胖會加速關節退化，控制體重就是控制退化，身為骨科醫師，不推不行！

3. 減少發炎反應

　　鮭魚被認為是長鏈 ω-3（omega-3）脂肪酸 EPA 和 DHA 的豐富膳食來源。您可能不知道「長鏈 ω-3 脂肪酸 EPA 和 DHA」是什麼？它其實就是賣很貴的「深海魚油」！ EPA、DHA 以及在鮭魚中發現的幾種維生素 B，使其成為對抗體內炎症的最佳食物之一。而許多疾病都與發炎有關，退化性關節炎、類風濕性關節炎成因不同，但基本上都是因發炎造成關節疼痛。減少炎症意味著降低各種慢性疾病的風險，如癌症和自體免疫性疾病。

4. 保持良好的皮膚狀態

　　鮭魚是有助於促進皮膚健康的食品之一。維生素 D 的存在，可幫助保護皮膚免受陽光中的紫外線傷害。ω-3 脂肪酸可以保持皮膚水分，讓皮膚Q彈，對抗衰老的跡象。真的是讓骨子裡年輕之外，外表也顯得更年輕了！

5. 懷孕期間有益

　　某些魚類由於汞含量高，對孕婦不是很安全。汞含量高的海鮮可能會損害嬰兒的神經系統，而鮭魚是含汞量最低的「最佳選擇」之一。此外，鮭魚中的蛋白質、鐵和鋅可幫助嬰兒的成長；ω-3 脂肪酸，特別是 DHA，也可以在大腦發育中發揮重要作用。

　　新鮮鮭魚簡單用鹽調味，再用平底鍋煎一下就很好吃。想要吃嫩一點的，也可以考慮用舒肥法來烹調，美味又健康。

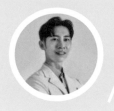

蕭捷健　撰文

三樹金鶯診所體重管理主治醫師、美國運動醫學會健身教練

減重的基本觀念

隨著年齡增長，關節痛成為許多人生活中無法忽視的問題。尤其髖關節和膝關節，是人體中承重最大的關節，當體重增加時，這兩個關節需要承受更多壓力，進而增加關節軟骨磨損的風險。關節軟骨磨損會導致關節炎，進一步引發關節疼痛、僵硬和活動受限；活動受限後，肌力降低，關節的負擔更重，進入一個惡性循環。

如果你的體重過重，減重對於改善關節問題有兩大優點：

① **減輕壓力，延緩退化**：美國骨科醫學會的《退化性膝關節炎治療指引》建議，身體質量指數（BMI）大於 25 的患者應立即開始減重。

② **改善發炎**：過重和肥胖會引發身體內的低度發炎，這不只會加速關節退化，還會增加罹患其他慢性病的風險。

想要改善關節問題，減重應該怎麼吃？

減重不是單純少吃，而是要吃對的食物。事實上，減重飲食也是抗發炎的飲食，其做法是：

① **多吃抗發炎食物**。例如含有 omega-3 和 omega-9 的魚類（鯖魚、鮪魚、鮭魚）和酪梨，以及各種蔬菜和水果。

② **增加蛋白質攝取**。保持肌肉力量，減少肌肉萎縮，成年人

每天需要攝取每公斤體重 1.2 到 1.5 公克的蛋白質。如果你是一個 60 公斤的人，每天至少要吃下 72 公克蛋白質，相當於 3 個掌心大的瘦肉。大部分的人都沒有吃到足夠的攝取量。

③ **選擇優質澱粉**。例如糙米、燕麥和地瓜。原型澱粉消化後，會變成肝醣儲存在肌肉裡，維持肌肉的機能和力量。

④ **避免發炎和令人發胖的食物**。例如過多的紅肉、加工肉品、高糖食品和高鈉食品。尤其是精製糖，會造成關節發炎的情況更嚴重。

運動與肌力訓練

除了飲食，適當的運動不只能幫助減重，也能提高關節的活動性和強度。舉例來說，肌力訓練和低衝擊運動對有關節退化問題的人就很適合。

① **肌力訓練**：使用較輕的重量和多組次來訓練，特別是對於患有關節問題的區域。肌肉有力量，關節的負擔就更少。

② **低衝擊運動**：如游泳和水中運動，能減少關節壓力。

減重不只能改善退化性髖、膝關節炎的症狀，也對整體健康有很大的幫助。透過飲食調整、適當的運動和良好的生活習慣，我們能有效地控制體重，進而減緩關節退化的進程。從今天開始，讓我們更加愛護自己的關節吧！

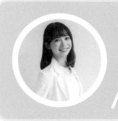

呂孟凡　撰文

給減重初心者的小建議

營養師·知名營養專業知識臉書專頁「營養麵包」站長

一般大家可能很難想像，關節退化疾病其實和體重過重息息相關。由於體重過重對關節的負擔比較大，在營養門診，我常常聽到患者抱怨因為關節痛，做不了運動，所以沒有辦法減重，形成惡性循環。其實減重，七分以上靠飲食，三分以下靠運動，先做飲食控制將體重減下來，就可以減輕關節的負擔喔！

光靠運動減重並非天方夜譚，但研究顯示，每星期運動時間要累積 250 分鐘以上，才有可能單純靠運動來減重，相信大部分的人都做不太到。那麼，想靠飲食減重，建議大家從以下幾個小撇步做起：

攝取充足的膳食纖維

膳食纖維熱量雖然很低，卻可以提供飽腹感，是很棒的營養素。除此之外，膳食纖維還可幫助穩定血糖、降低膽固醇，好處多多。衛福部食藥署所出版《國人膳食營養素參考攝取量》第八版的膳食纖維建議量如下：男性每日 23~38 公克，女性每日 20~29 公克，根據不同年齡以及每天熱量需求不同而變化。

膳食纖維主要的食物來源是蔬菜跟水果。水果含有不少的糖分，需要適量攝取。通常我會建議一般人每天攝取 2 份水果。1 份水果約為 1 個網球／棒球大小，或是切塊裝在容量 300 毫升的標準飯碗內

約 8 分滿。再來談到蔬菜，蔬菜熱量很低，一般建議成年女性每天攝取 4 份蔬菜；成年男性可攝取到 5 份蔬菜，如果做不到的話，也建議至少以每天 3 份為目標。1 份蔬菜定義為 100 公克的蔬菜量，約為煮熟的蔬菜半碗至 8 分滿的分量。

攝取足量優質蛋白質

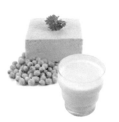

蛋白質可以提供良好的飽足感，同時也是人體生成肌肉的材料，我們都不希望減重過程中肌肉減得比脂肪還要多，所以充足的蛋白質攝取就非常重要。

可以提供優質蛋白質的食物種類包括：豆魚蛋肉類以及乳品類。屬於蛋白質的豆類為大豆，例如黃豆、毛豆、黑豆和豆類製品（豆腐、豆干、豆漿等等）。

豆魚蛋肉類根據不同的脂肪含量，分為低脂、中脂、高脂肪以及超高脂肪四個組別，同樣可攝取到 1 份蛋白質（7 公克）的前提下，同時攝取到的脂肪分別為 3、5、10、10 公克以上。

舉例來說，吃含有 1 份蛋白質的牛腱所得到熱量是 55 大卡以下，吃 1 份牛小排卻會得到 150 大卡以上的熱量，因此減重時記得攝取脂肪含量比較低的肉類。

攝取未精製全穀雜糧類

未精製的全穀雜糧類包括：十穀米、五穀米、藜麥、鷹嘴豆、紅豆、綠豆、蓮藕、地瓜、南瓜等等；精製的全穀雜糧則包括：白飯、白麵條、白麵包等等。未精製的全穀雜糧熱量不一定比較低，但因為含有豐富的膳食纖維，可以提供比較高的飽足感，除了膳食纖維以外，也含有其他維生素、礦物質，營養比精製後的

全穀雜糧更為全面。

看完以上三個重點不難發現，我推薦的減重食物都可以提供比較高的飽足感，因為只要肚子飽了，就不會想要到處找零食來吃，自然而然熱量就會攝取得比較低了。

這只是很粗淺的飲食建議，如果要減重的話，可以到各大醫院的營養門診，或是有營養諮詢門診的診所，找專業的營養師諮詢，營養師會為您量身打造專屬於您的飲食方式喔！

控制體重的私房小秘訣

許多人想到減重方法，就會聯想到嚴格控制熱量、增加運動時間等等。但其實很多人忽略了，有一個小小的秘訣，可以在短時間內讓體重下降，而且明顯有感。

> **這個祕訣就是：盡量吃原型食物，少吃加工食品。**

什麼？這麼簡單？怎麼可能？

所謂原型食物（Whole food）是指你「看得出它原來是長什麼樣子的食物」，這些東西並不需要被標示「成分」，例如蔬菜、雞胸肉、堅果、雞蛋等。

所謂的加工食品（Processed food）就是你「看不太出它原來是長什麼樣子的食物」，這些東西通常包裝上都有標示一串密密麻麻的「成分」，例如杏仁餅乾（已經看不出原料杏仁和做麵粉的麥子的形狀）、洋芋片、可樂、吐司、糖果、蛋糕、巧克力棒。

上超市時，通常「食物」都是放在接近門口的地方，走進去比較裡面的貨架上擺的，通常是「加工食品」比較多。

吃進相同熱量，後果卻大不同

您可能會想說，我只要控制熱量攝取就可以了，吃什麼食物並不是重點。這可就誤會大了！原型食物和加工食品有以下幾點不同：

① 相同熱量下，原型食物的體積通常較大，較有飽足感，吃了比較不會那麼快就覺得餓。如果要減重的話，可以形成一種良性循環。

② 以原型食物為主的餐食通常含有較多蛋白質，可以幫助人體組織修復、肌肉增長，而且蛋白質比例高，也較容易有飽足感。

③ 以原型食物為主的餐食通常含有較多纖維，纖維是維持腸道運作的重要成分，除了增加飽足感外，排便順暢與否就靠它了。

④ 原型食物含有較多營養素，例如各種維生素、礦物質等。食品添加物再怎麼添加，營養也沒有大自然創造出來的食物全面和完整。

相較之下，加工食品通常熱量較高，雖然可以即時滿足口慾，但卻不持久。食品添加物對人體更是一大負擔。許多食品充滿了大量的糖、人工色素、防腐劑和其他化學成分。

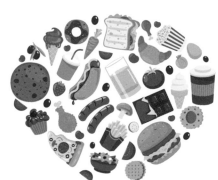

控制體重改變飲食 3 個關鍵

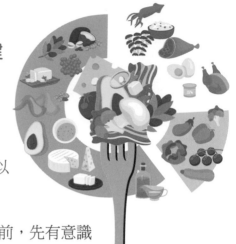

要立刻下定決心完全不吃加工食品，需要非常大的決心以及過人的毅力，而且在現今的環境中，實務上非常困難。或許您可以試試循序漸進的方法：

關鍵① 每次選擇食物吃下肚前，先有意識地辨別這是「原型食物」還是「加工食品」。

關鍵② 如果您的三餐幾乎都是吃加工食品，試著開始加入原型食物，讓它佔有一定的比率。

關鍵③ 逛超市只逛生鮮食物區，盡量不要走到加工食品的貨架區。

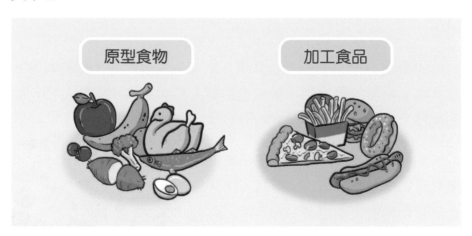

永遠要記得，每次進食的時候，您都是在選擇殘害自己的身體，或是促進自己的健康。

退化性膝關節炎非手術治療

飲食與保健食品

葡萄糖胺：促進合成製造軟骨的過程，增強關節軟骨的強韌度

案例 莊美麗的苦惱：關節保健食品怎麼選才好？

您是否也曾經有過這樣的經驗呢？

走進藥局、藥妝店、大賣場，架上關節保健食品琳瑯滿目，多到不知道該如何選擇。

已經有輕度退化性膝關節炎的莊美麗在診間問我說：「親戚和鄰居一聽說我有關節炎，跟我介紹了一些號稱可以保養關節的產品，我到底應該要吃哪一罐比較好？」

莊美麗說著就從皮包裡拿出了四罐「關節保健食品」，擺在桌上一字排開，然後一直問我吃哪一罐比較有效。

我幫她看了一下成分，四罐裡面有三罐的主要成分都是「葡萄糖胺」。

「這些成分其實都差不多，都可以試試看，既然買了，就輪流吃囉！」我說。

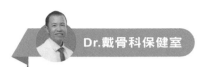

葡萄糖胺「顧膝蓋，保關節」？

葡萄糖胺（Glucosamine）是最常見的關節保健食品，被認為對緩解關節痛症有幫助。它本來就存在於人體內，是葡萄糖一個羥基被胺基取代後的化合物。

葡萄糖胺是關節軟骨蛋白聚醣的成分之一。

關節軟骨主要由蛋白聚醣和玻尿酸組成，而葡萄糖胺是蛋白聚醣的成分之一。理論上，補充葡萄糖胺能夠促進合成製造軟骨的過程，增強關節軟骨的強韌度。

我們的身體可以自行合成葡萄糖胺，所以理論上補充葡萄糖胺或許有益關節健康，這是類似東方人食補的概念，希望藉由補充軟骨的成分讓退化的關節軟骨再生。由於這類保養品並沒有消炎或者止痛效果，必須要每日服用，持續 4 到 6 週才「有可能」產生效果。

◎葡萄糖胺的原理

然而，有些人認為葡萄糖胺在關節軟骨組成的過程中只是一個中間體，必須與不同物質結合，經過幾個步驟才能合成為蛋白聚醣。因此，單靠補充葡萄糖胺，缺乏其他軟骨必需原料，也未必足以合成更多蛋白聚醣，修補關節軟骨。不過因為有些研究證實，葡萄糖胺對關節炎患者有舒緩疼痛的作用，所以被製成保健食品販售。

◎含葡萄糖胺的食物與保健食品

日常飲食中其實有些食材就含有葡萄糖胺，例如：甲殼類食物（蝦、蟹、貝類）、雞翅膀、海帶與木耳等。不過，最大宗的葡萄糖胺還是存在甲殼類食物的外殼，因此比較難直接食用和吸收。想要補充葡萄糖胺，還是考慮直接購買保健食品比較快。

以葡萄糖胺為主要成分的關節保健食品眾多，可分為三種：**硫酸鹽葡萄糖胺**（Glucosamine sulfate）、**鹽酸鹽葡萄糖胺**（Glucosamine hydrochloride）、**N- 乙醯葡萄糖胺**。其中硫酸鹽葡萄糖胺在台灣是以藥品的形式販售，後兩者則是以保健食品上市。

◎葡萄糖胺緩解關節炎的證據

在過去，2008 年及 2013 年美國骨科醫學會出版的《退化性膝關節炎治療指引》認為葡萄糖胺及軟骨素對於緩解關節疼痛或治療關節沒有任何幫助，因此也不建議患者購買。但是 2021 年最新版的美國骨科醫學會《退化性膝關節炎治療指引》卻替葡萄糖胺、軟骨素等保健食品平反，認為有部分證據顯示這些保健食品有點療效，可以考慮試試看。

有人將過去葡萄糖胺的研究做進一步深入的分析，發現對於緩解關節疼痛比較有效的研究結果，都是使用「硫酸鹽葡萄糖胺」的研究；而其他使用「鹽酸鹽葡萄糖胺」的研究則大多顯示沒有治療效果。

研究顯示，醫療級結晶型硫酸鹽葡萄糖胺具有較穩定的分子結構，口服後的半衰期較長，生體可用率較佳。亦有證據顯示，醫療級結晶型硫酸鹽葡萄糖胺可降低關節疼痛並改善功能、延緩

關節結構變化，以及延後需要接受人工膝關節置換手術的時間。

有鑒於上述證據，歐洲抗風濕病協會（EULAR）自2003年起，將硫酸鹽葡萄糖胺列為「緩效性症狀改善藥物」（Symptomatic Slow Acting Drugs for Osteoarthritis, SYSADOA），可緩和膝關節炎的疼痛與僵硬等症狀；而歐洲骨質疏鬆和骨關節炎臨床經濟學會（ESCEO）的《退化性膝關節炎治療指引》中，則將結晶型硫酸鹽葡萄糖胺與軟骨素列為第一階段的症狀處置用藥，若無改善，才施予抗發炎藥物。

	結晶型 硫酸鹽葡萄糖胺	鹽酸鹽葡萄糖胺
台灣販售方式	醫師藥師指示用藥	以保健食品販售
半衰期	15小時	2.5小時
最高血中藥物濃度	8.9±2.4微莫耳	2.7±0.9微莫耳
血中濃度	較高	較低
生體可用率	較佳	較差

※ 參考文獻：Kucharz EJ, et al. *Curr Med Res Opin* 2016;32:997-1004

◎研究背後的利益衝突

有些人認為那些說「葡萄糖胺」有效的研究，背後都有藥廠支持。這個現象不單出現在「葡萄糖胺」，而是所有藥物研究共通的問題。

雖然研究的過程公正客觀，但是也有可能「好的結果」被發表了，「壞的結果」卻被默默收在研究室的抽屜，從此不見天日。

所以，就算是認為「葡萄糖胺」無效的研究，我們也不能完全排除研究背後的利益衝突，在解讀數據時仍需要格外謹慎。

> **同樣的研究數據，站在不同的立場解讀，結果也會不同。**

美國骨科醫學會會員都是以開刀為職業的骨科醫師，他們在看待其他保守療法時，會用最嚴厲的標準來審視，所以做出來結論就是「可以考慮試試看，但是療效證據有限」。

歐洲骨質疏鬆和骨關節炎臨床經濟學會的會員，除了有骨科醫師之外，還有一大部分是以看門診為主的「內科系醫師」（內分泌科醫師、風濕科醫師、家醫科醫師等），解讀出來的結果就是「對於輕度退化性關節炎有效，且跟消炎止痛藥比起來更沒有害處，所以建議可以優先嘗試」。

由此可見，在解讀這些研究結果時，醫師都有不同的看法了，想必一般人一定是眼花撩亂，覺得「霧煞煞」。那麼，到底實務上我們應該怎麼看待這些關節保健產品呢？

◎到底該不該買？

雖然科學證據一直沒有非常肯定且一致的證據證實葡萄糖胺對於關節炎的治療效果，但是由於它歷史悠久，被研究得也最多（比本書後面介紹的保健食品都多），至少我們可以知道「它是一個相對安全的關節保健食品」。

如果要選擇保健食品來照顧我們的關節，比起一些缺乏臨床證據的保健食品，或者是來路不明的噱頭，我想**葡萄糖胺是一個理想且相對安全的選擇**。如果經濟情況許可又想嘗試，可以先考慮使用 1 至 3 個月，看看效果如何，再決定要不要繼續使用。

UC-II：保留原始關節內軟骨三股螺旋結構

案例 莊美麗的疑惑：UC-II 比葡萄糖胺方便又有效？

接續前一節案例，莊美麗從皮包中拿出的四罐關節保健食品，裡面有三罐的主要成分都是葡萄糖胺，差別就在屬於「硫酸鹽」或「鹽酸鹽」。

「那這一罐呢？」

在聽完我的說明之後，莊美麗緊接著又指著另外一罐問。

第四罐的包裝上面大大的印著「UC-II」的字樣，旁邊還有一對老夫妻開心微笑地大步行走，彷彿很幸福的樣子，隱隱暗示著吃了這一罐就可以行動自如，幸福美滿。

「我聽鄰居說這個 UC-II 每天只要吃一顆，比吃葡萄糖胺方便又有效，是真的嗎？」

「這兩種東西的訴求不一樣，但是哪一種比較有效，就因人而異囉！」我說。

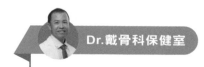

UC-II 和葡萄糖胺的功效差在哪裡？要如何服用？

「非變性第二型膠原蛋白」（Undenatured Collagen Type II, UC-II）是一種專利的配方，其成分是從雞胸骨萃取出來的，和一般人工製造的膠原蛋白不同之處，在於它還保留原始的三股螺旋結構，和我們關節內的軟骨膠原蛋白結構一致。理論上，這樣的結構可以降低我們的身體對軟骨膠原蛋白的免疫反應，減少軟骨在關節炎的發炎反應中被破壞。

◎調節免疫反應，降低軟骨破壞

這個理論在動物實驗中首度獲得證實。

在老鼠的實驗中，口服非變性第二型膠原蛋白可以預防疼痛、改善運動功能，且軟骨被破壞的生物標記顯著減少，暗示了這種膠原蛋白可能可以阻止關節損傷的進展。另外，在狗的實驗上面，也有看到服用膠原蛋白之後，關節疼痛顯著下降，活動量增加。

臨床研究方面，在一項為期一年對於手部關節炎的研究當中，醫師將患者分成兩組：一組服用葡萄糖胺和軟骨素；另外一組服用葡萄糖胺和軟骨素之外，再額外添加非變性第二型膠原蛋白。結果發現，加入非變性第二型膠原蛋白的這一組人在 6 個月和 1 年後的關節炎嚴重程度明顯低於另一組。

接著科學家又招募了一群膝關節炎的患者進行隨機對照研究。每天所有的患者都會服用 1,500 毫克乙醯胺酚（相當於 3 顆普拿疼的止痛藥量），但有一半患者每天會額外服用非變性第二型膠原蛋白。90 天後，同時服用乙醯胺酚和膠原蛋白的患者在行走時關節疼痛、膝關節功能和生活品質都有顯著改善；而僅服用乙醯胺酚的病人僅在疼痛和某些生活品質項目中有看到改善。

◎研究有效但小型

> 服用非變性第二型膠原蛋白主要目的是調節
> 免疫反應，而非補充「蛋白質」。

雖然有一些臨床研究顯示：非變性第二型膠原蛋白可能對於退化性關節炎的治療會有幫助，但值得注意的是，這些研究都是屬於小型研究，收案的服用人數大多未超過百人。真正的療效還有待更多的大型研究來證實。

非變性第二型膠原蛋白和其他關節保健補充品一樣都是屬於相對安全的健康食品，並沒有特殊的服用禁忌。它的優勢在於每天只要吃一顆，在服用上相對方便。

磷蝦油：富含抗發炎長鏈 omega-3 多元不飽和脂肪酸和蝦青素

> **案例** 陳老師的提問：吃魚油有助於骨骼關節健康嗎？

退休的陳老師在一次衛教演講場合舉手提問：「戴醫師，我長期有在追蹤您的網站和 YouTube 頻道，上次看到您寫的一篇文章說吃鮭魚對於骨骼關節健康也會有幫助，其中一個原因是裡面富含 omega-3 多元不飽和脂肪酸。請問是不是其他含有這個成分的海鮮也會有效？」

緊接著陳老師又問：「吃魚油也可以改善退化性關節炎嗎？」

「這我倒是不敢說。吃其他類似的深海魚，或者是直接買魚油來吃，的確也可以補充抗發炎的 omega-3 多元不飽和脂肪酸，但是不是真的對退化性關節炎有治療的效果，目前並沒有明確的證據。」我回答道。

不過，陳老師提出的問題讓我突然又想起最近看到的一篇期刊研究論文，那是一篇關於磷蝦油改善退化性關節炎症狀的論文。

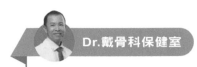

Dr.戴骨科保健室

什麼是磷蝦油？它真的可以 改善退化性關節炎症狀嗎？

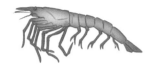

磷蝦油是一種富含抗發炎長鏈 omega-3 多元不飽和脂肪酸和蝦青素的天然營養補充品，有些研究顯示磷蝦油可能可以用來輔助減輕退化性關節炎的症狀。

◎磷蝦油與魚油的差別

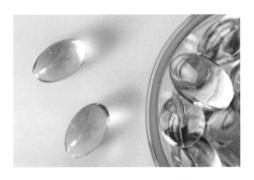

磷蝦（Euphausia superba）是小型海洋甲殼類動物，據報導可能是世界上最大的生物量，估計有 3,000 億公噸位於南極海洋，是鯨魚、海豹、企鵝等海洋生物的主要食物來源。近幾年，有研究發現磷蝦油具有不錯的營養價值，開始被大量製成保健食品，成為除了魚油之外補充優質油脂的選擇。

磷蝦含有豐富的長鏈多元不飽和脂肪酸 EPA 和 DHA，
以及具有抗發炎作用的抗氧化劑蝦青素。

磷蝦油和魚油最大的差別是 omega-3 型態。磷蝦油的多元不飽和脂肪酸是以磷脂質的型態存在，而魚油中的多元不飽和脂肪酸多以三酸甘油酯的方式存在。有些人會主張磷蝦油的磷脂質型態具有親水性，人體的利用率比魚油更高，但目前相關研究的結果，都顯示無明顯差異。

◎磷蝦油改善退化性關節炎症狀

2022 年澳洲學者發表了一項為期 6 個月的雙盲、隨機、安慰劑對照、多中心試驗的研究，表明磷蝦油可以改善患有輕度至中度退化性膝關節炎成年人的膝關節疼痛、僵硬和身體功能。

這個研究收案 235 個 40 至 65 歲患有輕度至中度膝關節炎且經常性膝關節疼痛的患者，隨機抽籤分成兩組，一組每天補充 4 公克磷蝦油膠囊，另一組每天補充安慰劑膠囊（內含混合植物油，沒有任何磷蝦油或 omega-3 多元不飽和脂肪酸）。磷蝦油膠囊與安慰劑膠囊在外觀和氣味都力求相同，患者本人以及評估的醫師在研究期間都不知道他們吃的是磷蝦油或安慰劑（這就是所謂的「雙盲試驗」）。

研究結果顯示，磷蝦油可以安全食用，並且能適度改善輕度至中度膝關節 OA 患者的膝關節疼痛、僵硬和身體功能。與安慰劑相比，omega-3 指數隨著磷蝦油補充劑的增加而增加，兩組的膝關節疼痛評分均有所改善，但磷蝦油組的改善程度高於安慰劑組。磷蝦油組的膝關節僵硬和身體功能也比安慰劑組有更大改善。

◎需注意過敏的問題

根據這個研究，磷蝦油是一種安全的營養補充品，可以改善退化性膝關節炎的症狀，尤其是膝關節疼痛、僵硬和身體功能。但這僅是一個單一研究，且收案量不算多，療效還需要更多的大型研究結果佐證。

由於磷蝦油是由磷蝦製成，若您考慮補充磷蝦油，務必要注意是否有過敏現象，尤其是對海鮮或蝦蟹過敏者要特別小心。在使用前可以諮詢您的醫師，以確保其適合您的身體狀況。

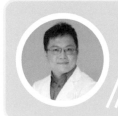

王南淵　撰文

選擇適合自己的關節保健食品

小南藥師、安康鳳林藥局負責藥師

「葡萄糖胺讓你站得起來！」「UC-II（非變性第二型膠原蛋白）效果是葡萄糖胺的 X 倍！」「含有軟骨素效果更好！」「龜鹿就是要認明膠狀才有效！」……這些五花八門的廣告詞彷彿讓關節疼痛患者看到一盞明燈，只是有些人吃了保健食品覺得有改善，有些人卻感覺效果差強人意。

尤其是 50 歲以上民眾，很多都有關節問題，諮詢藥師時都會問到關節保健食品。在選擇這類產品時，我們需要注意哪些事項？本文將從藥師的角度為民眾提供有關關節保健食品的資訊。

市售的關節保健食品

市售關節保健食品的成分依功能分成 2 類：1. 補充關節滑囊液成分的產品，主要成分是葡萄糖胺和軟骨素；2. 舒緩疼痛、降低發炎反應的產品，包括 MSM、貓爪藤、第二型膠原蛋白 UC-II、乳油木果和薑黃素等。

如何選擇適合自己的產品？

只有了解症狀原因，選擇適合自己的產品，才能吃得安全又安心。所以在選擇關節保健食品之前，我們應該先諮詢醫師或藥師，進行綜合評估。

如果您經常運動或有較高的活動量，建議選擇「補充關節滑囊液成分」的產品，減緩關節退化，維持關節的健康和靈活度；

如果您長期有關節疼痛或發炎反應的問題，則建議選擇「舒緩疼痛、降低發炎反應」的產品，以減輕疼痛和炎症反應，改善關節問題。

食用關節保健食品的注意事項

保健食品和藥物一樣，食用時也有一些注意事項。在使用關節保健食品之前，請務必評估自己的健康狀況，了解是否有相關禁忌症或不良反應。此外，請勿超過建議食用劑量，以免對身體造成負擔。

關節保健的其他建議

對於有關節問題的人來說，關節保健食品是一個不錯的選擇。但除了食用關節保健食品外，我們還可以從其他方面來保護和維護關節的健康，例如：

1 適當的運動和鍛鍊，增強肌肉和韌帶，維持關節的穩定性與靈活度。

2 維持理想的體重和健康飲食習慣，減輕關節承受的壓力。

3 避免長時間靜坐或重複動作，減少關節的負擔。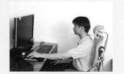

4 注意關節的保護，例如使用護膝、護腕等保護裝置。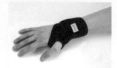

消炎止痛藥：不只可以消炎止痛，還能保護關節

> **案例** 不敢吃消炎止痛藥，期待軟骨再生的阿嬌姨

58歲的阿嬌姨身型微胖，平常沒有運動習慣，最喜歡到處購買「保健食品」來「養生」。

所以，每次只要有街坊鄰居聊到說吃什麼對身體好，她一定會跟風說：「拜託我也要一份。」

她的膝關節退化已經是比較嚴重的第三期，幾乎每天都在喊這裡痠那裡痛。

「戴醫師，你上次開給我的藥，都是消炎止痛藥，我都不敢吃。沒有別的了嗎？有沒有那種吃了就可以讓軟骨再長回來的藥？」

「阿嬌姨，目前世界上還沒有這麼神奇的藥物，吃了可以讓軟骨長回來。」我笑著打消她「異想天開」的想法。「不過您的肝腎功能都是正常的，其實適度使用消炎止痛藥，算是很安全的一種治療方式喔！」

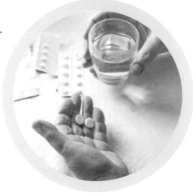

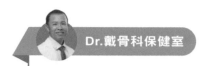

正確使用 4 種類型消炎止痛藥

其實消炎止痛藥是治療退化性關節炎很重要的武器。大多數人以為消炎止痛藥只能處理症狀,實際上,**消炎止痛藥對於延緩關節炎惡化是有幫助的**。

當疼痛發作時,退化性膝關節炎患者的膝蓋通常處於發炎狀態,這些發炎反應會帶來更多的發炎因子,讓發炎更嚴重,也會進一步破壞關節軟骨,形成惡性循環。

使用消炎藥,就是要斬斷這個惡性循環。

消炎止痛藥:止痛＋保護關節

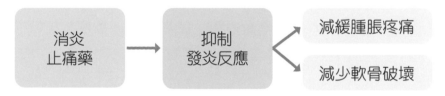

所以說消炎止痛藥是對抗退化性關節炎的一項利器。在開始使用前,一定要經過專業的醫師評估,衡量利弊後再依指示正確使用。

治療退化性關節炎的消炎止痛藥有 4 種常見形式,其使用方式、副作用和注意事項,以下分別列舉介紹:

1. 外用消炎止痛藥

瘦痛貼布、瘦痛藥膏、辣椒膏等外用藥品屬於此類,如果疼痛相對輕微,可以貼或擦在不舒服的地方。

這一類的劑型是透過皮膚吸收直達患部,以達到消炎止痛的效果。雖然皮膚吸收藥物的效果有限,止痛效果沒有口服劑型來得好,但是可以減少系統性的副作用(例如對胃的影響)。

使用外用貼布、藥膏時,要注意皮膚是否有過敏反應。如果患部發癢、發紅,應立刻停止使用,嚴重時須至皮膚科就診治療。

2. 乙醯胺酚與傳統消炎止痛藥

乙醯胺酚(Acetaminophen)就是坊間常說的「普拿疼」,算是一種相當安全的止痛劑。副作用不多,不太會造成胃部不適,也不太影響腎功能,連孕婦和孩童都可以安全使用,且不需要醫師處方箋。

乙醯胺酚可以緩解輕度到中度的疼痛,市售相同成分的藥品每顆是 500 毫克,以身體健康的人來說,安全劑量是每天 6 至 8 顆以內,但是如果一天內使用 3 至 4 顆止痛效果都還不好,就需要考慮其他藥物。

布洛芬(Ibuprofen)、那普洛先(Naproxen)、待克菲那(Diclofenac)、非炎(Voren)等非類固醇消炎止痛藥(Non-Steroidal Anti-Inflammatory Drugs, NSAIDs)都是歷史悠久的老藥,可以阻斷身體內的發炎反應,減少關節腫脹疼痛,適時使用可避免發炎造成關節進一步被破壞。

常見的副作用是胃炎,可以考慮合併胃藥一起使用。另外要提

醒，使用過多或過久有可能會造成胃潰瘍或影響腎功能，有胃潰瘍病史或是腎功能不佳的病患用藥需要「非常謹慎」。

使用這類藥物也應注意有無過敏反應。如果您對某一個消炎止痛藥過敏，對其他消炎止痛藥過敏的可能性也很高。

3.COX-2 特異性抑制劑

COX-2 特異性抑制劑多屬長效型，一天只需要吃一次，是新一代的消炎止痛藥，具有良好的抗炎、鎮痛等療效，且較少出現傳統消炎止痛藥所誘發的胃潰瘍和上消化道出血等不良反應。

這類藥物的問世對於胃部敏感的患者是一大福音，大幅減少了胃潰瘍和胃出血、穿孔的發生率。退化性關節炎的患者大多年紀不小，使用這類藥物會比傳統消炎止痛藥安全。Celecoxib（如：希樂葆，Celebrex）、Etoricoxib（如：萬克適，Arcoxia）屬於此類。由於藥價較高，健保僅有條件給付。

要注意的是，長期使用仍然會影響腎功能，所以我們強調的是「適度使用」。

4. 關節內注射類固醇

這個治療適合「急性疼痛發作」的病人。經研究證實，關節內注射類固醇可以有效緩解短期關節疼痛。

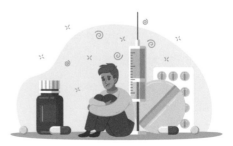

有些人聽到「類固醇」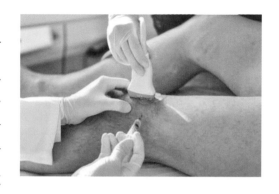
就會害怕，因為聽過許多可
怕的副作用，例如月亮臉、水
牛肩等。其實這些副作用多
是長期使用口服或靜脈注射
類固醇所造成的。這種施打
在關節內的類固醇，比較不
會作用到全身其他的地方，算是一種安全的治療方式。

退化性關節炎的病程好好壞壞，有時會有急性疼痛發作的情
況，吃了一大把藥，還是無法控制疼痛。關節內注射類固醇能有
效抑制關節內的發炎反應，減少口服消炎止痛藥的使用量，也可
減少因大量服藥所產生的副作用。

這個治療僅適用於「急性疼痛發作」，不適合常常施打。類
固醇使用過量，對於局部關節內的軟骨與韌帶還是會有不良影
響。另外，若是關節內已有細菌感染，使用類固醇可能會讓感染
更惡化。

▶骨科常用的消炎止痛藥

對抗關節炎的利器：消炎止痛藥。4種不
同類型的消炎止痛藥，不只消炎止痛，還
能保護關節。

用玻尿酸注射潤滑關節，斬斷退化性關節炎的惡性循環

案例 關節卡卡，起床尿急卻無法馬上移動，有解嗎？

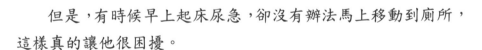

隨著退化性關節炎越來越嚴重，關節軟骨會磨損，關節滑液會減少，慢慢也會開始出現關節疼痛、僵硬的症狀。

72 歲的管教官進到診間後，說他覺得最近幾年膝關節一直卡卡的，尤其是早上剛睡醒的時候，特別容易卡住無法活動，總是需要甩一甩，動一動，過幾分鐘才會比較改善。

但是，有時候早上起床尿急，卻沒有辦法馬上移動到廁所，這樣真的讓他很困擾。

「醫師，請問我膝蓋這樣可以打玻尿酸嗎？」管教官問了一個骨科診間常常聽到的問題。

玻尿酸在口耳相傳之下，似乎已經變成關節保養聖品，每次門診都會有好幾個人這麼問，但其實大家普遍對它仍是一知半解。

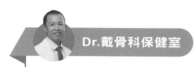

玻尿酸不是止痛藥，而像是關節的「潤滑油」

◎退化性關節炎的惡性循環

在退化性關節炎的病程中，因為年紀大了，關節滑液分泌的能力降低，滑液的黏彈性也會降低，對關節軟骨的屏障和保護隨之降低，會使軟骨較容易受到破壞。軟骨破壞造成發炎反應，又造成關節滑液的黏彈性再降低，如此就形成惡性循環。

「玻尿酸」（Hyaluronic acid, HA），又名「透明質酸」，是關節軟骨基質的一部分，也是關節滑液的成分之一。

> 玻尿酸讓關節滑液保持黏彈性，有潤滑關節的效果。

理論上，補充玻尿酸增加關節滑液的黏彈性，創造一個自然修復的時間窗口，使受傷的軟骨得以自然修復和癒合，有助於跳脫退化性關節炎的惡性循環。

◎玻尿酸注射療程

玻尿酸被應用於治療退化性關節炎已經有超過 20 年的歷史了。它並不是止痛藥，而是如同機車、腳踏車需要添加潤滑油一樣，將玻尿酸打進關節腔，可以補充關節滑液，潤滑關節，減輕僵硬感。它同時可覆蓋住已經磨損的軟骨表面，形成保護層，所以也有機會減少疼痛。

> 目前「玻尿酸治療退化性膝關節炎」標準療程是打三針，每針間隔一週，效果約可維持半年。

健保給付規定為：同一醫療院所保守治療半年無效，才能以健保給付施打玻尿酸。施打期間不能開立消炎止痛藥。若未符合給付規定，需自費施打。

連續三週都要跑醫院，膝蓋都要被戳針，有點麻煩又不舒服，於是有人開發出長效「一針型」玻尿酸注射劑型。在製程時將玻尿酸進行「膠聯」，降低玻尿酸在身體被吸收的速度，效果約可維持半年至一年。

◎玻尿酸治療的研究報告

有許多研究顯示，玻尿酸治療可以有效緩解輕度與中度退化性膝關節炎的症狀。

玻尿酸的安全性高，是關節液本來就有的成分，而且可以被身體自行吸收，目前極少有不良反應發生。雖然有少數人會覺得注射後有痠脹感，但這種感覺大多也會在一兩天內消失。

也有另外一些研究顯示，玻尿酸注射並沒有辦法真正延緩退化性膝關節炎的進程，亦無法緩解症狀。注射玻尿酸和服用葡萄糖胺保健食品一樣，可能存在「安慰劑」效應（有打針以後就自覺比較好）。

就像每個人體質不一樣，吃藥的反應不一樣，接受玻尿酸注射的反應也可能不一樣，不是每個人都覺得有效。

美國骨科醫學會2021年出版的《退化性膝關節炎治療指引》也認為並沒有證據顯示玻尿酸對退化性膝關節炎有療效；但是歐洲骨質疏鬆與骨關節炎學會的指引則認為值得試試看。

◎戴醫師的個人建議

如果是輕度至中度退化性關節炎，您可以考慮玻尿酸注射治療。打第一劑之後，如果兩三天內就覺得有效，關節活動比較靈活、輕盈，那可以繼續完成三劑注射。但如果兩三天後還是看不出效果，連「潤滑、減少僵硬」的感覺都沒有，就可以考慮停止。

根據個人經驗，打一劑看不出效果的人，打三劑效果大概也不會太好。而且如果退化性關節炎已經嚴重了，打玻尿酸有效的機會微乎其微，大可以不用試。

長效「一針型」玻尿酸雖然可以減少跑醫院和打針的次數，但是如果未符合健保給付規定，費用較高，需衡量經濟效益評估與抉擇。

玻尿酸注射是一個安全的治療，頂多就是「打了沒效」，不太會造成其他副作用，但是打玻尿酸前一定要徹底消毒，預防注射時細菌跑進關節，造成關節感染。

PRP 高濃度血小板血漿注射治療，促進膝關節組織修復

> **案例** 抽自己的血用來治療關節炎

王太太聽隔壁鄰居說他膝蓋痛，去打一種針，覺得很有效，立刻表示想進一步了解。

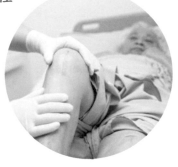

但是打針之前還得抽血？！

聽到說打針要抽血，王太太頓時滿頭問號，卻又更好奇了。她問鄰居到底打的是什麼針？

鄰居也說不出個所以然，最後乾脆叫她直接去問醫生。

所以王太太趁這次來看診時就問我：「戴醫師，我聽說有一種治療是抽自己的血，再打進去關節，可以治療關節炎，好像叫做、叫做……」

「P-R-P。」我說。

「對對對，那真的有效嗎？」

看王太太那麼激動，實在讓人哭笑不得，「效果嘛，因人而異，要打了才知道喔！」

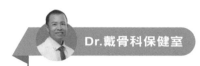

PRP 真的可以讓身體回春嗎?

既然退化性關節炎是關節逐漸磨損與受傷的過程,那麼如果提供「生長因子」,是否可以幫助促進關節組織修復,延緩關節退化呢?

◎什麼是「PRP 高濃度血小板血漿」?

PRP(Platelet Rich Plasma)直接翻譯就是「高濃度血小板血漿」,又叫「富含血小板血漿」,也有人稱之為「血小板生長因子療法」。

執行的方法很簡單,就是抽取自己少量的血液放到離心機中,使用設定好的參數將血球、血漿分離,取出富含血小板的血漿層,再施打到關節中或者是鄰近損傷的組織。抽血後等待離心處理的時間約為 10 至 20 分鐘。

為什麼要特別取出血小板呢?

因為血小板在血液中除了擔任凝血的任務外,本身就是搭載各種生長因子的小貨車。

> 這些生長因子專門用於身體各種組織的新陳代謝以及傷後修復,因此也有人把打 PRP 稱為「回春療法」。

PRP 注射最早用於運動傷害治療,可以減輕受傷後腫脹的程度,加速受損的肌腱、韌帶復原,後來才應用在退化性關節炎。

> **PRP 製備的過程不同，製造出來的成分與濃度也不同。**

目前大致上分為富含白血球（leukocyte rich）與少含白血球（leukocyte poor）兩大類。根據最新文獻，「少含白血球」的 PRP 效果較好。在考慮 PRP 注射之前，您可以詢問您的醫師該產品是屬於哪一種。

PRP 注射治療尚未納入健保給付，皆須自費。各家醫院診所收費不一，品質也不一。一般來說，醫師會建議一年打一個療程，一個療程打 1 至 3 劑。這部分因為缺乏完整的研究，所以每位醫師的做法也不一樣。

◎ PRP 的療效

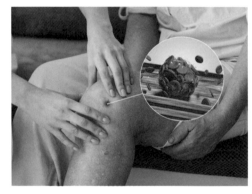

大多數的文獻都認為 PRP 注射可以緩解膝關節炎的症狀、改善膝關節功能，且效果較玻尿酸注射佳，也比較持久。

根據美國骨科醫學會的《退化性膝關節炎治療指引》，針對已有症狀的退化性膝關節炎患者，注射高濃度血小板血漿（PRP），可能可以減輕膝關節炎的疼痛，改善功能。

但是 PRP 注射治療的效果差異性很大，很難預測。根據個人的經驗，有些人 2 週後回診就覺得改善很多，也有人回診時表示完全沒有改善。目前並沒有任何方式可以預測每個人施打的效果，有沒有效只能打了才知道。

也有醫師主張 PRP 和玻尿酸可以合併使用，用 PRP 來修復組織，再以玻尿酸來潤滑關節、保護軟骨，雙管齊下效果更好。這部分仍有待長期追蹤證實。

◎該如何考量是否接受 PRP 治療？

關於 PRP 治療，戴醫師個人有幾點建議：

① 輕度退化性關節炎，適度運動、強化肌力、控制體重就可以改善，是否要花錢注射 PRP，要考量自身經濟情況。

② 中等程度（第 2、3 級）退化性膝關節炎，由於尚未達到需要手術的程度，接受 PRP 治療最適合，最符合經濟效益。

③ 嚴重（第 4 級）退化性膝關節炎使用 PRP 注射治療，效果通常不佳。若疼痛情況很嚴重，應考慮手術治療。

④ PRP 是利用自體血小板中的生長因子達成組織修復效果。年紀過大、有自體免疫疾病、營養不良、肝腎功能不佳者，抽取出來的 PRP 品質不佳，效果也比較不好。

⑤ 消炎止痛藥會抵銷 PRP 的效果，治療後 2 週內建議不要服用消炎止痛藥。

⑥ 治療後也需要積極配合保養關節。適時熱敷、適度運動、控制體重與充足的休息和睡眠，可以促進組織再生，加強治療效果。

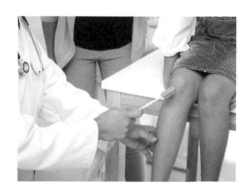

美國骨科醫學會《退化性膝關節炎治療指引》

退化性膝關節炎困擾了許多中老年人，50 歲以上人口就有三成的人患病。新的療法與藥物或保健食品一直不斷地推出，再加上媒體強力廣告放送，一般民眾甚至是醫師常常很難分辨這些療法或「產品」是否真的有效。

有鑑於此，美國骨科醫學會（AAOS）專家小組定期將最新的研究資料整理分析，並出版《退化性膝關節炎治療指引》，告訴醫師與患者目前的最新研究結果與結論。第一版治療指引於 2008 年出版，第二版在 2013 年夏天問世，而第三版則是 2021 年更新的版本。

以下為最新版《退化性膝關節炎治療指引》中，較為重要的重點整理：

① 本次指引再次強調要鼓勵患者自我照顧，強化肌力並從事低衝擊有氧運動，例如走路、游泳，或是騎腳踏車。也建議肥胖患者減重。

② 前兩版的指引都認為補充葡萄糖胺與軟骨素沒有效果；但是新版的指引則認為有些證據可以支持使用薑黃、生薑提取物、葡萄糖胺、軟骨素、維生素 D 等膳食補充劑來減輕膝關節炎患者的疼痛並改善功能。

③ 非類固醇消炎止痛劑（包含新一代較不傷胃的 COX-2 抑制劑），可以有效抑制關節發炎及減緩疼痛。

④ 膝關節內注射類固醇對於短期疼痛緩解有幫助。（可考慮於疾病較嚴重發作時使用。）

⑤ 膝關節內注射玻尿酸沒有治療效果。

⑥ 自體高濃度血小板血漿（PRP）注射，有限證據支持可以有效減輕膝關節炎的疼痛，改善功能。

⑦ 利用膝關節鏡手術來沖洗膝關節，不但無效，而且徒增手術風險。（除非合併有半月板破裂或游離體等須以關節鏡處理的問題。）

這份指引有強調文中的結果並不是絕對的。有膝蓋疼痛問題的患者一定要找專業的醫師諮詢，訂定出一套最適合自己的治療方式。

新版《退化性膝關節炎治療指引》（非人工關節部分）

※ 建議等級
★★★★強烈建議：有許多可信的研究都證明相同的結果。
★★★中等程度建議：有一些研究支持相同的結果。
★★有限程度建議：僅有有限的證據支持。

＞自我保健

項目	建議等級	說明
運動	★★★★	有教練或治療師指導的運動、自主運動或水中運動，可改善退化性膝關節炎的疼痛和功能。
減重	★★★	體重過重及肥胖的患者若進行減重，可以有效改善膝關節炎的疼痛和功能。
局部治療	★★★★	在沒有「藥物禁忌症」的情況下，可局部使用非類固醇消炎藥（例如貼布與藥膏）來改善退化性膝關節炎的功能和生活品質。

項目	建議等級	說明
口服／膳食補充劑	★★	薑黃、生薑提取物、葡萄糖胺、軟骨素、維生素D等補充劑，可能有助減輕輕度至中度膝關節炎患者的疼痛並改善功能，但證據不一致／有限，需要進一步研究，以明確各種補充劑功效。
拐杖	★★★	必要時使用拐杖可以改善退化性膝關節炎患者的疼痛和功能。
護膝	★★★	使用護膝可以改善退化性膝關節炎患者的功能、疼痛和生活品質
神經肌肉訓練	★★★	神經肌肉訓練（例如平衡、靈敏度和協調性）結合傳統運動可以改善退化性膝關節炎患者的功能和步行速度。
自我管理	★★★★	自我管理計畫建議用於改善退化性膝關節炎患者的疼痛和功能。（例如看完這本書後，把知識內化成生活的一部分並且自我要求。）
接受衛教	★★★★	患者接受相關衛教知識，有助於改善膝關節炎的疼痛。（例如您正在看的這本書）

＞復健與物理治療

項目	建議等級	說明
徒手治療	★★	徒手治療加上運動計畫可能可以改善退化性膝關節炎患者的疼痛和功能。
按摩	★★	常規治療之外加上按摩，可能可以進一步改善退化性膝關節炎患者的疼痛和功能。
雷射治療	★★	經FDA批准的雷射治療可以用於改善退化性膝關節炎患者的疼痛和功能。
針灸	★★	針灸可能改善退化性膝關節炎患者的疼痛和功能。
經皮神經電刺激	★★	經皮神經電刺激是復健科診所、物理治療所常見的治療方式，可以改善膝關節炎患者的疼痛。市面上的「低周波治療器」也是類似原理。
穿皮神經電刺激	★★	與經皮電刺激不同的是，這個需要扎針進皮膚，也可以改善膝關節炎患者的疼痛和功能。
脈衝電磁場治療	★★	使用電磁場產生脈衝，令能量流動，發揮緩解疼痛和修復的作用，可以改善膝關節炎患者的疼痛。
體外震波治療	★★	體外震波治療可以用於改善膝關節炎的疼痛和功能

> 藥物治療

項目	建議等級	說明
口服非類固醇消炎藥	★★★★	在沒有「藥物禁忌症」的情況下，口服非類固醇消炎藥可以改善膝關節炎的疼痛和功能。
口服乙醯胺酚（普拿疼）	★★★★	在沒有「藥物禁忌症」的情況下，口服乙醯胺酚可以改善膝關節炎的疼痛和功能。

> 關節內或周圍注射治療或者其他侵入性治療

項目	建議等級	說明
關節內注射類固醇	★★★	關節內注射類固醇可以緩解短期的疼痛，通常用於疼痛急性發作時。
高濃度血小板血漿（PRP）	★★	針對已有症狀的退化性膝關節炎患者，注射高濃度血小板血漿可以有效減輕膝關節炎的疼痛，改善功能。
神經阻斷治療	★★	使用射頻燒灼（Radiofrequency ablation, RFA）或其他方式阻斷膝關節附近的痛覺神經，減輕膝關節炎患者的疼痛和改善功能。

掃我看影片

▶ **美國骨科醫學會退化性關節炎治療指引解析**

這支影片以實證醫學為依據，根據美國骨科醫學會的退化性膝關節炎治療指引，介紹了各個種類的治療。

> 手術治療

項目	建議等級	說明
部分半月板切除術	★★★	在物理治療或其他非手術治療失敗且伴有輕度至中度骨關節炎的半月板損傷患者，可使用關節鏡進行部分半月板切除術進行治療。
脛骨截骨矯正手術	★★	針對單腔室退化性膝關節炎（例如僅有膝關節內側有退化性關節炎，外側相對正常），可考慮脛骨截骨矯正手術來改善疼痛和功能。

> 不建議的治療項目

※ 反對的等級
×××× 強烈反對：有許多可信的研究都證明本治療無效。
××× 中等程度反對：有一些研究證明本治療無效。

項目	反對的等級	說明
外側楔型鞋墊	××××	不建議退化性關節炎患者使用外側楔型鞋墊
口服鴉片類藥物	××××	口服鴉片類藥物，包括Tramadol等，會顯著增加不良事件，對於改善退化性膝關節炎的疼痛或功能亦無幫助，不建議使用。
關節內注射玻尿酸	×××	不建議常規使用玻尿酸關節內注射，治療膝關節炎的症狀。
關節鏡沖洗與清創手術	×××	對於單純退化性膝關節炎的患者，不建議進行關節鏡檢查、沖洗或清創。

歐洲骨質疏鬆和骨關節炎臨床經濟學會：
膝關節退化四階段治療

　　本文內文整理自歐洲骨質疏鬆和骨關節炎臨床經濟學會（ESCEO）於 2019 年 4 月更新的《退化性膝關節炎治療指引》（*algorithm for the management of knee osteoarthritis*）。

　　經由專家討論並且參照現有的研究結果，膝關節退化的治療分成 4 個部分，從輕微的症狀治療到最後需要關節手術都有。這篇文章將重點整理出來提供參考，但還是請您諮詢您的醫師，討論最適合您的治療策略。

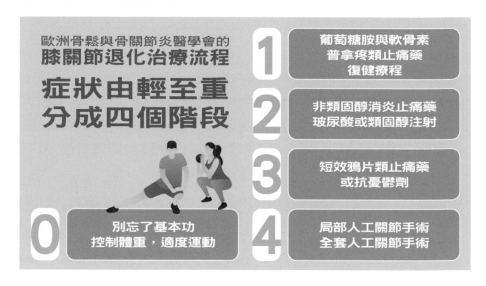

歐洲骨鬆與骨關節炎醫學會的
膝關節退化治療流程
症狀由輕至重
分成四個階段

1　葡萄糖胺與軟骨素　普拿疼類止痛藥　復健療程

2　非類固醇消炎止痛藥　玻尿酸或類固醇注射

3　短效鴉片類止痛藥　或抗憂鬱劑

0　別忘了基本功　控制體重，適度運動

4　局部人工關節手術　全套人工關節手術

　　在接受治療前，別忘了控制體重、適度運動！這最重要的基本功才是治療關節退化最根本的方式。以下分階段說明治療流程：

STEP 1 葡萄糖胺與軟骨素、止痛藥、復健療程

　　治療從最簡單的開始！葡萄糖胺、軟骨素、普拿疼類的止痛藥是第一線藥物。在症狀輕微時，止痛藥僅需在有需要時使用，

不須規則服用。如果還是會痛，膝關節外用痠痛藥膏（含消炎止痛藥膏成分或辣椒膏）也可以試試看。

葡萄糖胺與軟骨素在輕度至中度關節炎時試試無妨。至於有沒有效，自己的感受最知道。前面提到美國與歐洲對此意見分歧，乃認定標準不同造成，不管有效沒效，適量服用大多不會對身體造成傷害。

另外，膝關節退化疼痛也可穿護膝、適合的鞋墊緩解症狀，或是找專業的物理治療師進行熱敷、貼紮、徒手治療，以及電刺激治療等復健療程。或者也可以試試看中醫針灸。

STEP 2 非類固醇類止痛藥、關節內注射治療

第一階段的治療效果不佳時，即進入第二階段藥物治療。而口服消炎止痛藥的使用原則為：

① **一般患者**：使用傳統消炎藥＋胃藥（PPI，氫離子幫浦阻斷劑），或者新一代較不傷胃的消炎藥（COX-2 Inhibitor）。

② **腸胃不好的患者**：使用新一代較不傷胃的消炎藥＋PPI 胃藥，避免使用傳統消炎藥。

③ **心血管風險患者**：避免使用高劑量消炎藥。

④ **腎病患者**：避免使用消炎藥。

同樣地，用藥前必須先了解自己的身體狀況，與醫師討論最適合您的藥物使用方式。

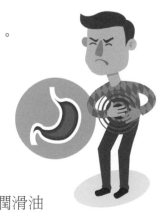

至於關節內注射，主要有玻尿酸和類固醇。玻尿酸注射就像是腳踏車騎久了卡卡的，需要用潤滑油

一樣。但是要知道，用了潤滑油以後，腳踏車可能會比較好騎，卻不會變成新的腳踏車；類固醇注射則適合在嚴重疼痛發作時使用，將類固醇注射到膝關節中，可以局部消炎，有效緩解短期疼痛，減少口服消炎止痛藥的用量。

STEP 3 短效鴉片類止痛劑或抗憂鬱藥

有研究顯示，搭配使用弱鴉片類止痛藥或者抗憂鬱藥物，可以有效控制關節疼痛。因此，當疼痛控制效果不佳時，可以併用 Tramadol（管制止痛藥）或 Duloxetine（一種抗憂鬱劑，如：千憂解）幫助控制疼痛。（注意！用藥需要醫師處方，千萬勿自行服用。）

此類弱鴉片止痛藥，臨床上還蠻常使用的，算是很安全的藥。雖然被歸類在鴉片類，但是離嗎啡還很遠，不需要懼怕。然而在這個指引推出後，近幾年有越來越多證據顯示，使用這一類鴉片止痛劑可能無法幫助延緩關節炎的進展，而且也可能會有頭暈、噁心、嘔吐或者成癮等疑慮，越來越不被推薦使用。

STEP 4 持續疼痛影響生活品質時，應考慮手術

長期使用藥物控制疼痛，其健康風險可能比手術還要高。嚴重的關節退化會影響生活品質，讓患者不良於行，無法再到菜市場買菜、跟團旅遊，剝奪了人生的樂趣。

人工關節手術（全套或局部人工關節手術）是一項滿意度很高的手術，可以大幅提升退化性關節炎患者的生活品質，尤其現在微創及術後止痛的技術進步，手術再也沒有那麼可怕了。

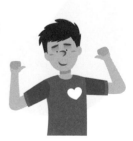

退化性膝關節炎非手術治療

適度運動

具有科學實證！運動是關節炎的良藥無庸置疑

 案例 「運動處方」需要專業且客製化的深入評估

劉先生是退休老師，原本沒有運動習慣，這次來是因為最近老覺得膝蓋很痠。檢查過後發現只是小問題，雖然關節有輕微退化，但只要適度運動，控制好體重就可以了。

「戴醫師，你說要適度運動，到底我要做些什麼運動才能強化我的關節？」劉先生問。

「無論是肌力訓練、有氧運動或是伸展，都有它的重要性。只要開始運動，就會有成果。有機會的話，不妨循序漸進都接觸看看吧！」我說。

依照每個人的個別狀況，安排運動項目及強度，我們稱之為「運動處方」。

我非常推崇運動所帶來的好處，但是也有點怕患者在診間詳問運動事宜。畢竟這是很專業且需要深入評估的事情，不太是在骨科診間有辦法完成的。

「如果下定決心要運動，想要有效又避免運動傷害，可以找個專業的運動教練指導您喔！」我補充道。

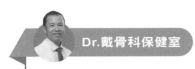

給關節炎患者的 3 個建議：適度運動安全又有效！

您可能曾經聽長輩說：「年紀大，現在關節都退化，越來越不適合運動了。」事實上正好相反，無論是美國骨科醫學會的建議，或是各種大型研究都證實：

> **適度運動對於減緩關節退化非常有效！**

那麼為關節退化所苦的朋友們，要怎麼安排運動呢？以下 3 點建議提供各位參考：

1. 肌力訓練

優點：肌肉可以幫助關節穩定，提升肌力可以減輕關節負擔，當然就能減輕疼痛。此外，還能預防骨質疏鬆與肌少症，可謂好處多多。

作法：以輕重量開始，利用彈力繩、藥球、啞鈴等工具，或是利用自身的體重訓練（例如靠牆或空手深蹲）。熟悉正確的動作後，再逐漸增加重量。如果可以的話，**盡量以功能性動作取代單一關節的訓練**；而且有專業的運動教練指導當然是最好（與其拿退休金等著老了請外籍看護，不如現在就拿來運動維持健康）。要注意的是，萬一運動後關節疼痛超過 2 個小時，這是過度訓練的警訊，表示運動中的某些項目需要調整強度或移除。

功能性動作就是平常也會用到的動作，和生活品質直接相關。例如「深蹲」就是從椅子上站起來的動作；「肩推」就是把東西放到高櫥櫃的動作。

2. 有氧運動

優點：有氧運動可以讓整體體力提升，增強心肺功能並消耗熱量，除了能改善關節僵硬，對身體整體健康也大有好處。

作法：以低衝擊性有氧運動為主，例如快走、慢跑、游泳、韻律舞，或者為銀髮族設計的團體課程。需在可接受的關節活動度及疼痛範圍內運動，並搭配音樂轉移對疼痛的注意力。運動時間依個人狀況調整，以 10 分鐘為單位慢慢增加。

3. 伸展運動

優點：伸展運動可以增加身體的柔軟度及協調性，加大活動範圍，讓患者更易於從事日常活動並減少跌倒的機會。

作法：用伸展操或者輔助工具（如瑜伽滾筒、網球等）來伸展緊繃的肌肉。大多數人都是後側肌肉較緊繃，而曾受過傷或已退化的關節周圍肌肉通常也會比較緊繃，可以先熱敷或者簡單暖身，再做伸展運動，效果較好。

綜前所述，運動是關節炎的良藥無庸置疑，適度且規律的運動能幫助關節炎患者減輕疼痛，提升生活品質。所以，看完這篇後，不要再說有關節炎不能運動了。現在開始改變，效果就會出現！

掃我看影片

▶ 膝關節退化更應該運動

膝關節退化的人該不該運動？不運動退化更快！問題不是該不該，而是怎麼運動！

為什麼從奧林匹克選手到你阿嬤都需要深蹲？

案例 **銀髮族練功深蹲，姿勢發力正確不設限**

　　62 歲的蘇太太是退休公務員，因為膝關節退化來找我治療。她算是一個「很配合的病人」，非常積極控制體重，每週也都有固定的運動時間。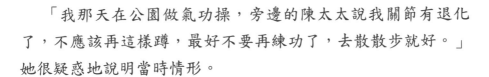

　　這次回診她突然問說：「戴醫師，請問我這樣可以練蹲嗎？」

　　「咦，是有什麼狀況嗎？」

　　「我那天在公園做氣功操，旁邊的陳太太說我關節有退化了，不應該再這樣蹲，最好不要再練功了，去散散步就好。」她很疑惑地說明當時情形。

　　「請問您蹲的時候會有不舒服嗎？」我問。

　　「不會呀，這套氣功操我做很久了。」

　　「那當然沒問題，請放心！深蹲時只要姿勢和發力方式正確，大腿及臀部的力量都練得到，反而可以保護關節呢！」她聽到我的回答，頓時鬆了一口氣。

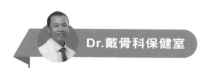

Dr.戴骨科保健室

正確深蹲，保你常春又健康！

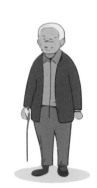

我常常會遇到一些朋友或病人，說他們的醫生或治療師告訴他們不可以做深蹲。

「你年紀大了，不需要深蹲！」

「你膝蓋受過傷，不可以再練習深蹲！」

「深蹲是專業運動員才需要做的事！」

這些像是好意的錯誤觀念，基本上是來自於對功能性動作（Functional movement）的不了解。深蹲不單只是一個運動訓練的動作，它在我們日常生活中其實扮演著舉足輕重的角色。

◎人未老，腿先老

當一個不喜歡深蹲的醫師，突然間被問到：「那請問你要怎麼訓練你的病人從坐式馬桶上站起來？」他會啞口無言。

當然，馬桶加裝扶手用手撐是一個方法。但是對身體還算健康的人來說，都不會希望自己年紀稍長時，家裡需要購買馬桶增高器，或是讓上廁所成為一個困擾。

在原始社會，或者現今的未開發國家中，人類的日常生活無論是吃飯、聚會等活動，常是以蹲的方式進行。社會的文明帶來了「椅子」這種厲害的發明，而辦公室久坐的生活型態則給人們帶來臀肌無力、大腿肌肉無力等提早退化衰老的現象。

有些人會主張深蹲時雙腿彎曲不要超過 90 度。這也是另一個常見的謬誤。試想，我們在坐著的情況下（尤其是坐較低的椅子，或是坐在地上），請問要如何能在站起來的過程中雙腿都不彎曲超過 90 度？

> **訓練應該是循序漸進，但是不應該設限。**

如果一個人連蹲都有問題，我猜想日後因為提重物或搬重物而受傷，也不會令人訝異。

◎深蹲不只是運動，深蹲就是生活

深蹲的種種好處，隨便 Google 都有數千篇文章。或許你覺得自己不是運動員，不需要爆發力；或許你覺得自己沒有女朋友，不需要練腰力；或許妳覺得自己已經過了正妹的年紀，不需要練翹臀。但是正確來説，深蹲不只是運動，深蹲就是生活。

我們每天都要從椅子上站起來、從馬桶上站起來，也常需要上樓梯、蹲下去提重物、從汽車裡踏出來，這些動作所使用到的肌肉群，跟深蹲一模一樣。如果做這些動作讓您感覺吃力、痠軟，那您就該考慮深蹲練習了！

事實上，在我的門診**中年人膝蓋疼痛的主因就是下肢肌力不足**，反而真正膝關節早期退化的案例比較少見。對於這些人來説，強化臀肌、大腿肌肉、核心肌群是他們的當務之急，否則葡萄糖胺、膠原蛋白吃一卡車也不會改善。

我也發現到，下肢肌力原本就比較好的人，在接受手術後的恢復會快很多。有些人在不幸車禍骨折後，手術隔天就能下床活動；有些人手術後好幾天了，卻連在床上移位都有困難，這其中一個很大的關鍵就是下肢肌力。

> **平時的訓練以及對健康的注重，在關鍵時刻**
> **會展現出它的價值。**

不要以為跌倒骨折這件事情不會發生在您或者您家中長輩身上。根據統計，每年有三分之一的銀髮族都會跌倒至少一次。這些跌倒事件造成台灣每年 20,000 個髖部骨折的手術病例。有好的下肢肌力及協調性，不但能降低您跌倒的機會，也能在您萬一跌倒手術後，幫助您快速恢復，甚至救您一命。

◎正確深蹲的快樂人生

同樣是 70 歲的銀髮族，蹲不下去跟可以輕鬆負重深蹲，兩者的生活品質將會天差地遠。

以不正確的方式深蹲而受傷，當然是有可能發生的事情，但是解決的方案應該是尋求專業的幫忙，學會正確的姿勢與用力方式，而不是避免深蹲。

就讓我們一起蹲出健康快樂的人生吧！

第3節 緩解關節發炎疼痛越要動！但要怎麼做才算有效運動？

> **案例** 關節開始退化了，更要加緊「動」起來！

　　葉老闆坐在我的診間裡，一臉鬱鬱不樂，看起來精神不太好。

　　他在金融界工作，擔任經理職位，但是因為深得屬下信賴，大家私下都叫他「葉老闆」。

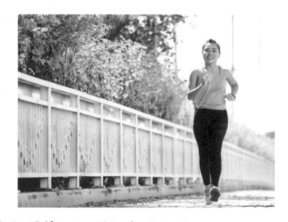

　　為了保持身體健康，平時葉老闆就有慢跑運動的習慣。然而，在他最近一次例行健康檢查中，他卻被告知關節已經開始有退化的現象。

　　「戴醫師，我的關節已經開始在退化了，該怎麼運動才不會加重病情？」葉老闆開口問。

　　「不用太擔心，葉老闆只要掌握有效運動的3個原則，就可以自己安排運動時間與內容，避免加重退化，同時讓運動更有效率！」我說。

　　「是嗎？」葉老闆聽了，臉上烏雲散去，迫不及待追問：「那請問戴醫師，是有哪3個原則呢？」

127

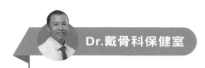
Dr.戴骨科保健室

掌握有效運動 3 原則，才是有益關節健康的運動方式

對於退化性髖關節、膝關節炎患者來說，適當的運動可以緩解病情，並且有助於維持身體健康。接下來我會說明針對這些患者的「有效運動的 3 個原則」，分別是：「相對高強度」、「種類多變化」以及「功能性運動」。

1. 相對高強度

高強度運動並不是要讓患者像年輕運動員一樣橫衝直撞打籃球。這裡所謂的「相對」高強度，是以「相對個人的身體狀況」來決定，每個人不一樣。如果您平常沒有在運動，只要稍微走快一點，可能就已經達到「相對高強度」了。

對於退化性髖關節、膝關節炎患者來說，**如果原本就沒有運動習慣，或是體重過重，建議從輕鬆的運動開始**，例如散步、游泳或騎腳踏車等，逐漸增加運動強度。

> 「相對高強度」，就是指在運動的時候，要保持
> 「覺得有一點點吃力，但是還不至於不舒服」的狀態。

這樣的運動強度，才能促進身體的新陳代謝，有益心肺功能，並且燃燒脂肪。也是目前運動訓練界最夯的「zone2 訓練」所追求的目標。

注意！運動時如果感到疼痛或不適，應該立即停止運動並就醫；也避免運動過度，造成髖關節、膝關節負擔過重。

2. 種類多變化

　　沒有一種運動可以訓練到全身所有的肌肉。也沒有一種運動可以同時訓練全身的肌力、肌耐力、爆發力、心肺功能以及柔軟度。

> **要讓身體的素質全方位改善，就是盡可能
> 嘗試各種不同的運動。**

　　這個觀念類似於「盡量吃更多種類的食物，以攝取各類營養素」。所以，**建議選擇多種運動方式交替進行**，例如週一散步、週三游泳和週五做瑜伽等，這樣可以更全面地訓練身體各個部位的肌肉，避免因長時間重複同一種運動而對關節造成損傷。

3. 功能性運動

　　功能性運動是指模擬日常生活中會用到的動作，例如上下樓梯、起身坐下等，這樣的運動可以幫助加強關節周圍肌肉，提高身體的穩定性，減輕關節負擔。**比較常見的功能性運動是深蹲、弓箭步、側弓箭步、火箭推等**（詳見本章第 156 ～ 161 頁第 8 節運動示範）。

> **在進行運動前，請先做好熱身運動，避免關節受傷。**

　　如果您的病情嚴重，建議在專業醫師或物理治療師的指導下進行運動。

　　適當的運動可以幫助緩解病情，改善身體健康，但是運動時也要注意適度，避免過度而造成負擔。如果您有任何疑問，請向醫療或運動專業人員諮詢。

走路、跑步以及休閒運動是否會加速關節退化？

關節急性發炎症狀緩解還是可以繼續跑步

「戴醫師，請問我膝蓋現在這樣腫脹痠痛，X光片上又看到一些骨刺，是不是因為我以前很喜歡跑步造成的？是不是不要再跑步比較好？」

52歲的陳先生憂心忡忡地問，似乎很擔心從此必須放棄自己熱愛的運動。

他年輕時最大的興趣就是到處參加路跑比賽。邁入中年以後，雖然比較少參加比賽，但每次運動跑個10到20公里都不是問題。

「放心，這次的疼痛症狀只是急性發炎，可能是因為訓練過量又沒有適度休息，關節才會發炎。您現在最需要做的就是休息，也可以伸展與按摩關節周邊的組織，幫助消腫。等症狀比較好了，您還是可以繼續跑步喔！」我幫陳先生做完檢查後跟他這麼說。

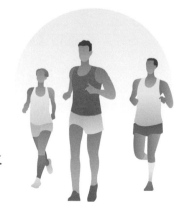

陳先生的表情頓時如釋重負。

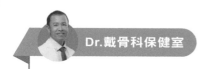

每週進行 150 分鐘中等強度運動有益健康

世界衛生組織（WHO）建議所有的成年人，每週都應該進行 150 分鐘中等強度運動，或是 75 分鐘的高強度運動。但這個建議適合有關節退化問題的人嗎？

很久以前大家普遍認為從事太多活動或運動會加速關節退化。理由是因為關節軟骨可能會逐漸磨損。幸運的是，在過去幾十年裡，我們對退化性關節炎的理解發生了變化，有大量的研究表明：**適當地活動可以改善成年人退化性關節炎的症狀，減少疼痛，改善功能。**

> 適度運動已經被列為第一線退化性膝關節炎非藥物治療。

◎走路步行

步行是成年人最常見的身體活動形式，只要有雙舒適的鞋子就可以開始活動。而快走就是一個中等強度運動的典型例子。

「快走」一般是指走路的步頻至少每分鐘大於 100 步，或是每小時可以走 4 到 5 公里。以這樣的強度，每週 5 天各走 30 分鐘，就可以達成世界衛生組織的建議運動量。

在過去的研究顯示，這樣的運動量並不會加速關節退化或是增加需要開刀進行膝關節置換手術的風險。另外還有研究顯示，輕中度膝關節退化的成年人每天走超過 1 萬步，關節炎也並不會惡化得比較快。有些研究結果甚至證明：與久坐不動的對照組相比較，**經常進行快走的成年人，具有更好的關節軟骨、更小的軟骨缺損，更能保持膝關節結構的完整性。**

◎跑步

已經有大型的統合研究表明，每週跑 40 公里左右（大約 25 英哩）或是每週跑 250 分鐘，這群人罹患關節炎的風險不但不會增加，甚至可能會下降。和平常沒有跑步習慣的人比較起來，膝關節炎的風險約下降 17%。

甚至有研究發現，**有退化性膝關節炎的人若持續保持跑步運動的習慣，比起沒有跑步的人，可以降低因關節退化需要手術的可能性超過一半以上。**因此，對於平常就有在跑步的退化性關節炎患者，我們會鼓勵他繼續保持這個習慣，但是要避免受傷；若是之前從來沒有跑步習慣的患者，我們就會建議他從步行或是快走開始動起來。

◎休閒運動

目前沒有證據顯示有任何休閒運動會加速關節退化。為了維持體能以及良好的身體狀況，我也都會建議患者保持運動的習慣。但是在文獻上仍然有某些特定的運動可能會增加罹患關節炎的風險，例如舉重、摔跤、武術、足球等有可能會碰撞的運動。

然而深究其原因，**加速關節退化的，可能不是「運動本身」，而是這一類型運動所造成的「運動傷害」。**因此，在從事運動傷害風險較高的活動時，請務必要評估自身的狀況，並且做好預防傷害的措施。

◎運動好處多多

理論上運動所帶來的好處遠多於風險，無論關節是不是已經開始退化，都應該要養成規律的運動習慣。但是，如果過度肥胖或是關節有先前的結構性異常或損傷，就需要與您的醫師、治療師或運動教練討論後再做決定。

跑步膝蓋會痛怎麼辦？除了練跑，你還需要做這 3 件事

　　吳經理在餐飲業工作多年，已經坐上總經理位子了，平常唯一的興趣就是長跑，所以雖然年近 50 歲，並沒有中年發福問題，身材還是保持得非常好。

　　他每次跑步都是 10 到 20 公里起跳，也經常利用休假時間參與各地馬拉松賽事，臉書貼文滿滿都是參加國內外不同比賽的紀錄照片。

　　最近幾個月令他感到困擾的是，只要跑步超過 5 到 6 公里，膝蓋就會覺得不舒服，即使勉強再跑，撐到 10 公里左右就不行了，比起過去的水準，至少掉了一半以上。

　　看了幾位醫師，也做了一些檢查，都查不出有什麼關節上的異常。幾乎每位醫師給他的建議都是：「你就多休息，不要再跑那麼久就好了。」

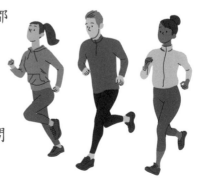

　　吳經理來到我門診時非常沮喪，想問問我有沒有什麼好建議。

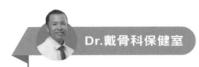

Dr.戴骨科保健室

開跑須知！有關於跑步的 3 個運動錦囊

其實像吳經理這樣的案例並不少見，每個月在門診總是會看到幾個。那一天，我幫熱愛長跑運動的吳經理處理了肌腱發炎的問題後，還給了他 3 個建議：

1.「除了練跑以外，肌力訓練也很重要。」

在 50 年前跑步風氣剛開始盛行時，就連跑步運動員也都只有練跑，完全忽視肌力訓練。當時的迷思認為「肌力訓練會讓肌肉收縮能力受限，反而會影響跑步的成績」。時至今日，科學已經證實：

> 肌力訓練是跑者訓練核心技能當中一個不可或缺的要素。

有了良好的肌力，才能預防受傷；而有了足夠的肌力，才能正確駕馭跑步技術，發揮跑步潛能。

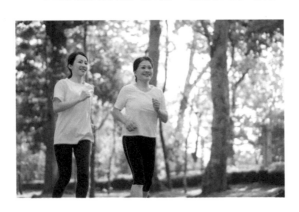

在慢跑時，跑步的落地衝擊力大概是 1.5 倍體重，衝刺的時候甚至高達 3 倍體重。舉例來說，一位體重 70 公斤的人，您的身體需要強壯到可以支撐 210 公斤的落地衝擊。

而對於跑步的初學者或者是沒有常常在跑的人，肌力不足的影響或許不明顯，因為光是心肺能力不足就會讓人喘不過氣來。但是肌力不足會讓身體不夠穩定，跑步時無法維持正確的姿勢與技術，長期來說就容易受傷。

2.「除了重視練跑的『量』，更應該重視『質』。」

> 跑步的運動傷害大多是來自於不良的跑步技術
> 長期持續累積所造成的傷害。

通常在傷害發生時，因為疼痛，大多數的人會休息或尋求醫療協助，等到疼痛消失再開始跑步。但是由於跑步的技術和知識沒有修正，運動傷害經常一而再、再而三發生，形成惡性循環，久了就變成長期的問題。

跑步過後膝蓋會疼痛，大多是因為過度跨步所引起的。

過度跨步時，腿部會落在身體的前方，膝蓋容易打死鎖住，且足部無法像彈簧般吸收來自地面的衝擊力，因此就改由膝關節來承受，久而久之，就對膝關節及其周邊組織造成耗損。

發生運動傷害時，除了治療以外，更應該要回頭檢視自己的跑步姿勢是否正確。如果已經有一定的基礎，可以考慮參考坊間的跑步書籍，例如《跑步，該怎麼跑？》、《羅曼諾夫博士的姿勢跑法》（臉譜出版），或者由專業的跑步或田徑教練來調校姿勢。

3.「除了訓練以外，也需要足夠的休息。」

　　所有職業運動員都會安排季外的休息時間（off season），以解除累積的疲勞，讓身體有機會修復。但是很多業餘跑者或愛好運動的人士，卻是整年度不斷地在訓練，土法煉鋼告訴自己要和疲勞與疼痛和平共處，這樣的方式反而讓訓練效率無法提升。

　　如果要進一步提升訓練效率（以跑步來說，就是提升跑步成績），就必須把「季外休息」這個概念拉進來，每年可以安排連續 3 到 4 週左右的休息時間。

> **在休息的時間，並不是要你整天坐在家裡看電視，
> 而是改做其他的運動。**

　　例如騎腳踏車、瑜伽、游泳，放鬆自己的心情；也可以看一些自己感興趣的書，甚至是關於跑步技巧的書。**伸展與按摩也是在這段時間推薦的活動。**等到休息時間結束，就會有煥然一新的身體面對下一個訓練週期的課表了。

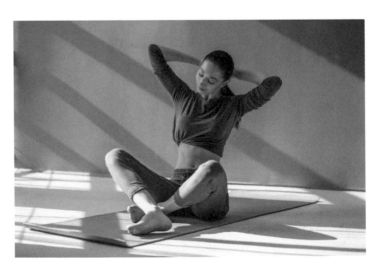

治療膝關節退化，太極拳與復健物理治療 哪一個有效？

　　一篇有趣的研究文章發表在知名國際期刊《內科醫學年鑑》（*Annals of Internal Medicine*）。這個美國波士頓的研究團隊將退化性膝關節炎的患者隨機抽籤分派到太極拳組與復健物理治療組，分別治療 12 週後看看哪一組效果較好。

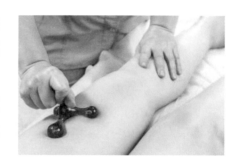

　　結果顯示兩種治療對於退化性膝關節炎都有療效。12 週後患者都有顯著改善，在大多數的指標中，兩組並沒有差異。**但是在憂鬱指數以及身體功能有關的生活品質，太極拳組略勝一籌！**

　　這個研究總共收錄了 204 個有症狀的膝關節退化患者，平均年齡 60 歲。這些人被隨機分成兩組。太極拳組每週接受兩次太極拳訓練，持續 12 週；復健物理治療組每週接受兩次物理治療並持續 6 週，再加上 6 週的居家復健。

　　在 12 週時，兩組都有治療的效果，並沒有太大的顯著差異，而且這些效果可以持續達 52 週之久。太極拳組在其中兩項效果優於物理治療組，分別是憂鬱（Beck Depression Inventory-II scores）以及生活品質（SF-36 physical component）。

　　找專業的物理治療師或受過專業訓練的運動教練針對您的情況增強肌力、放鬆緊繃的肌肉、使用貼紮或各種手法減輕關節不適；或者現在就開始聯絡住家附近的太極拳協會。無論你喜歡什麼樣的治療，現在就開始行動吧！

關節退化後可以爬樓梯嗎？
我可以爬樓梯當運動嗎？

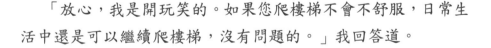

案例 住透天厝擔心不能爬樓梯的府城阿伯

「戴醫師，你剛剛說我關節已經
有退化了，我爬樓梯的時候，膝蓋會
覺得痠痠的，那我是不是不要爬樓梯
比較好？可是我家住透天哪！那怎
麼辦？」府城阿伯有點擔心的問。

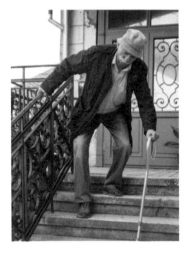

「那就趕快叫您兒子幫您買一戶
大樓住家啊！」我打趣地說。

「現在大樓賣那麼貴，沒那個價
值啦！台南人還是住透天的比較習
慣。」府城阿伯咧嘴一笑，邊搖頭邊說，好像有稍微放鬆些了。

「放心，我是開玩笑的。如果您爬樓梯不會不舒服，日常生
活中還是可以繼續爬樓梯，沒有問題的。」我回答道。

聽到我這麼說，府城阿伯臉上那些擔心的線條，瞬間柔和
了起來。

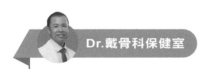

爬樓梯對膝關節好還是不好？

網路上有若干文章在討論有關於爬樓梯和關節保養的問題，到底適不適合爬樓梯，答案因人而異。爬樓梯本身不會讓健康的關節退化，卻有可能讓已經退化的關節症狀更加嚴重。

要了解這個問題，首先必須知道：**生活中必要的爬樓梯跟「以爬樓梯來當運動」是不一樣的**。關節健康時，沒有必要限制爬樓梯的次數；關節出問題後，可以爬樓梯，但是僅限生活所需，盡可能避免爬樓梯當運動。接下來我們就來看看誰適合爬樓梯，誰不適合？

◎什麼人不適合爬樓梯？

1 爬樓梯時，膝關節、髖關節就會很痠痛，痛到需要吃止痛藥的程度。

2 步態不穩，例如曾經中風過有後遺症或骨折後走路不穩、肌力不足。萬一在爬樓梯時跌倒是很危險的事。

3 常有暈眩的情況。

4 有心臟病史或心衰竭，而且會喘。

有以上這些現象的朋友，最好盡量減少爬樓梯，以免發生危險。可以考慮搬到1樓去住，或者乾脆住電梯式的公寓大樓，因為有一種情況比關節退化還可怕，就是跌倒！跌倒不只會骨折，還會摔破頭。

◎什麼人可以爬樓梯，但是不要爬樓梯當運動？

1 > 已經被診斷關節退化
爬樓梯有可能加重病情，尤其年節大掃除需要爬上爬下。

2 > 換完人工關節
雖然沒有證據證明爬樓梯運動會減少人工關節的壽命，但是有其他更適合的運動可以選擇。

3 > 體重過重且有關節痠痛
體重過重的人在爬樓梯的時候，膝關節會承受異常巨大的受力，可能對關節不好。

4 > 有心血管疾病
以爬樓梯當運動，心臟對氧氣需求增加，可能會有危險。

以上這幾類的朋友可以爬樓梯，但是盡可能不要以爬樓梯當運動。運動有百百種，我們可以選擇更安全的方式來鍛鍊自己，例如快走、游泳等其他運動，對於膝關節的衝擊比爬樓梯小。

◎什麼人可以盡情爬樓梯？

只要關節狀況良好，身體健康無虞，無論年紀大小，其實都不需要有太多限制。越少限制，生活越自在。70 歲的人如果可以爬樓梯、登山，過程感覺舒服，完成後也沒有過度痠痛，倒是無妨。

> 爬樓梯這個議題與身體機能密切相關，
> 要考量的點不單只有關節退化。

總歸一句話，可以鍛鍊自己的運動有千百種，千萬不要執著於爬樓梯一個項目。

戶外活動有益身心健康，但關節退化了還能爬山嗎？

 案例 「還適不適合爬山？」愛好登山健行者的提問

「年紀大了，我都當阿公了，還適不適合爬山？」有位先生在我演講後舉手發問。

「我關節已經退化了，還能去爬山嗎？」跟他一起來聽演講的朋友也馬上提出這個問題。

「嗯，年紀和關節確實是考慮的因素，但其實戶外運動對於保持關節靈活性和肌肉強度都有幫助。」我回答。

「那像我已經檢查出有骨質疏鬆了，還可以爬山嗎？」坐第一排的太太緊接著發問。

「哈哈，當然可以，為什麼不能。問題在於什麼樣的山適合您來爬？」重點先抓到，才有對策。

「每個人的身體狀況都不同，我們可以一起找到適合您的爬山方式，以確保您在戶外活動中既能保持健康，又能盡興。」我回答道。

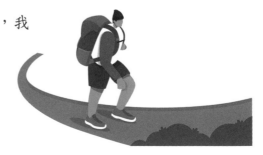

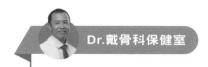
給樂齡族登山健行的 5 個提醒

爬山運動有助於肌肉的鍛鍊以及強健骨骼關節,但是萬一發生意外傷害,造成骨折或者關節受傷可就不好了。針對樂齡族想要參與戶外活動,尤其是健行與爬山,以下有 5 點提醒可以提供大家參考:

1. 預先查詢路線難易度

每一條健行與登山路線的難易度都不同,特色也都不一樣。有些步道距離稍長,但是平緩好走;有些登山路線雖然距離不長,但是陡坡很多。

> 選擇適合自己難度的路線非常重要,
> 也是避免對身體產生額外傷害的第一步。

網路上有許多部落格和網站都會分享健行與登山路線的狀況、難易度(總距離、總爬升等),建議可以事先在網路上搜尋做好功課。我自己個人最常參考的就是【健行筆記】這個網站,還有利用 Google 搜尋所跑出來的一些資料。

有些登山路線藏有陷阱,並非熱門的登山路線就是簡單的路線。例如宜蘭礁溪的抹茶山聖母峰,漂亮的景色吸引許多網美在此打卡,很多人以為那些穿運動內衣的網美都爬得上去,自己一定也行!殊不知這條路線如果平常沒有運動習慣的人爬起來會非常辛苦(前面 4K 是平緩的上坡,再加上最後 1.6K 的陡坡,來回約 11K)。

2. 循序漸進挑戰

如果平常沒有戶外活動的習慣，建議從平緩的健行路線開始，例如某些小型湖泊的環湖步道、森林公園等。

習慣之後，可以嘗試有上下起伏的健行路線（例如宜蘭林美石磐步道）或是國家森林公園中的環狀路線。森林公園的健行路線通常都是網狀的（如溪頭與阿里山），隨時可以依照身體狀況改變路線的長短。如果覺得體力還有餘裕，再考慮挑戰更進階的登山路線。

> **無論年紀大小，肌耐力與體力都是越練會越好。**

千萬不要因為年齡而限制了自己的活動，您的身體自然會告訴您限制在哪裡。

3. 好的裝備大有幫助

登山杖、好穿的登山鞋、好背的背包是對樂齡族來說最重要的裝備。

使用登山杖可以減輕下肢關節的負擔，減少因為關節不適而掃興的機會。登山杖也可以在關鍵時刻撐住您的身體，避免跌倒意外。

一雙好穿的登山鞋，也可以保護您的雙腳避免受傷或扭到，並且降低來自地面的反作用力對關節的衝擊。

好背的登山背包可以大幅降低腰痠背痛的狀況，背過之後就再也

不會想背一般的背包了。即使是當日來回的郊山小旅行，一個好背的背包也可以讓身體不要那麼疲累，盡情享受戶外生活。

當然，護膝等護具有需要的時候就可以戴著。

4. 注意天氣與路況

出發前一兩天一定要再次確認當地的天氣，若是海拔較高的山區，天氣變化較快，可能會需要攜帶雨具與保暖衣物。

由於樂齡族跌倒常常會造成骨折等嚴重的傷害，建議不要選擇濕滑的登山路線。若是該地前幾天有下雨，步道可能會泥濘不堪，容易滑倒，也不建議前往。

5. 不要單獨行動

近年來有幾次因單獨行動而發生山難的案例。山難不只會發生在百岳，更常發生在中級山等郊山。團體行動可以互相照應、鼓勵與打氣，萬一滑倒或受傷，也馬上有同伴可以互相幫忙或求救，需要撤退時也可以及時撤退。

戶外活動可以放鬆心情、增強體力，是我個人在上班之餘很喜歡的活動。即使關節有退化，即使骨質有疏鬆，您還是值得擁有一個美好的生活！以上 5 點推薦給樂齡族。

掃我看影片

▶ **膝關節退化了還能爬山嗎？**

銀髮與登山族必看！給銀髮族與關節退化朋友的登山健行 5 建議。

強化髖關節、膝關節的肌力訓練：基礎 6 式與進階 6 式

在我們日常生活以及運動的時候，下肢的髖關節、膝關節與足踝關節一起合作完成所有動作。如果有一處關節出問題，或者是肌肉無法啟動，通常也會連帶影響其他的部位。膝關節就是最好的例子，它常常是髖關節和足踝出問題之後的受害者。

有些膝蓋痛的病人，其實真正問題在於足踝關節活動受限、髖關節的問題或是臀部肌力不足。因此，若要強化關節，下肢各部位的肌力應該要同步訓練。

｜強化關節基礎 6 式｜

這 6 個基礎動作，主要功能是促進下肢血液回流，幫助消腫，並且練習下肢肌肉發力、促進神經與肌肉之間的連結。

【適合對象】

① 之前完全沒有運動習慣的人。

② 膝關節或髖關節已經出現明顯疼痛、僵硬症狀的人。

③ 早上睡醒感覺膝蓋僵硬的人。

④ 膝關節及髖關節手術後的初始復健。

基礎第 1 式 ｜ 踝關節活化運動

訓練重點 幫助消腫，訓練平衡與彈性

在我們行走時，踝關節以及足部的彈性會影響到膝關節與髖關節。一個有正常活動度且有彈性的踝關節及足部可以有明顯的避震功能，讓傳送到膝關節及髖關節的衝擊減少，減輕關節負擔。

這組動作分為「踝關節幫浦運動」及「墊腳尖」。主要是為了促進血液回流，幫助消腫，並且讓足踝關節更靈活，更有彈性，同時也可以訓練小腿肌力與平衡控制。

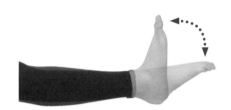

動作要領

a. 踝關節幫浦運動
1. 平躺，腿伸直，腳板用力上下踩動（速度不須太快）。
2. 重複 20 次，1 天 2 至 3 回。

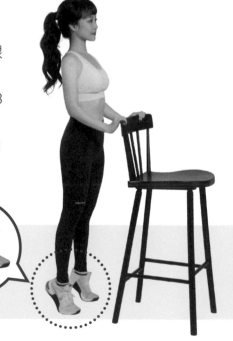

動作要領

b. 墊腳尖
1. 雙腳與臀部同寬，兩手扶著椅背，眼睛直視前方。
2. 站穩後，雙腳腳跟同時提起，維持 3 秒鐘後放下。
3. 重複 12 至 15 次為一組，組間休息 1 至 2 分鐘，共做 3 組。

Tips
- 這個動作可以訓練平衡感，預防跌倒。

基礎第 2 式 | 直腿下壓

訓練重點 學習或感受大腿肌肉（股四頭肌）發力

從來沒有運動過的人，或者是剛受傷、手術過後的患者，常常會忘了大腿肌肉出力的感覺。透過這個等長收縮的運動，可以重新建立神經肌肉控制的連結。

動作要領

1. 坐著或平躺，患肢腿伸直，膝窩下墊一捲毛巾或衣物。
2. 用力使膝窩下壓，緊貼床面，從 1 數到 5 才放鬆，停 5 秒再重複。
3. 重複 20 次，1 天 2 至 3 回。

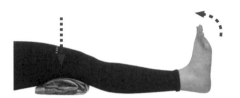

基礎第 3 式 | 屈膝伸直

訓練重點 增加膝關節活動度及大腿肌力

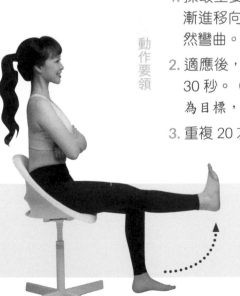

動作要領

1. 採取坐姿。若是剛手術完的患者則將雙腿漸進移向床邊，小腿慢慢下垂，膝蓋會自然彎曲。
2. 適應後，緩緩將膝蓋伸直。伸直之後停留 30 秒。（若無法停留這麼久，先以 10 秒為目標，循序漸進。）
3. 重複 20 次，1 天 2 至 3 回。

基礎第 4 式 | 躺姿直抬腿

訓練重點 腹肌、髖部前側及大腿肌肉，讓小腹更緊實

許多核心肌肉沒有辦法正確出力的人，走路的時候總是小腹微凸、骨盆前傾且駝背，這個動作可以讓腹直肌拉直維持一定的張力，改善走路姿勢以及大腿後側和髖部前側緊繃的狀態。

動作要領

1. 平躺在瑜伽墊上，身體放鬆。

2. 一腳膝蓋彎曲，腹肌用力，另一腳出力往上抬高，同時保持膝蓋打直，使臀部到踝關節呈一直線。盡可能維持 10 秒。

3. 連續重複 10 至 12 次為一組，組間休息 1 分鐘，至少做 3 組，1 天 2 至 3 回。

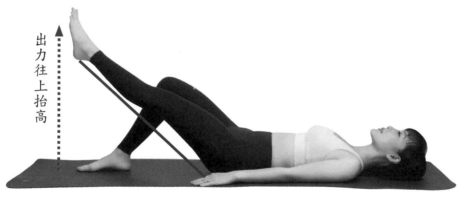

出力往上抬高

臀部到踝關節呈一直線

Tips

● 肩膀、上背、頸部亦輕鬆平放地面。脖子須感到放鬆，專注在腹部用力。

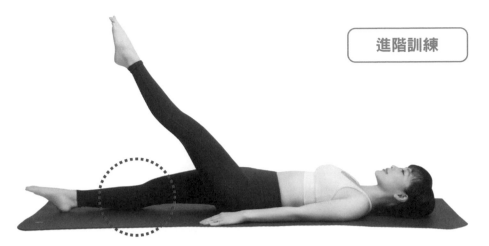

也可嘗試膝蓋不彎曲

Tips

● 另一邊膝蓋若不彎曲，抬腳會比較
吃力，但是可以訓練到更多腹部與
背部的核心肌群。

若是肌力不足，或是
剛手術完 ......

Tips

● 受限於身體狀況，腳抬
不起來，可以從腳跟在
床上滑動開始練習。

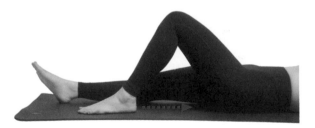

149

基礎第 5 式｜側抬腿

訓練重點 髖部外側肌群，讓走路姿勢更穩定自然

以臀中肌為主的髖部外展肌群如果能正確作用，可以讓我們走路更穩定，避免身體過度晃動及跌倒。這個動作也特別適合人工髖關節手術後的患者。

動作要領

1. 單手扶住椅背站直。

2. 髖部向外展到極限，但須保持上半身直立，不往另一側傾斜。維持這個姿勢數 3 秒後慢慢放下。

3. 左腳、右腳各連續重複 12 至 15 次為一組，組間休息 1 至 2 分鐘，共做 3 組。

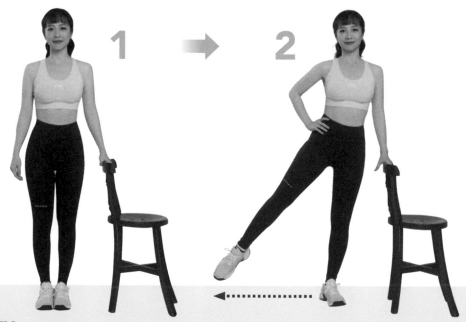

Tips

● 過程中腹部與背部肌肉要收緊，專注感受臀部肌肉發力（即屁股肌肉痠痠的）。最常見的錯誤為身體向另一側傾斜，一手扶住椅子可以避免這種狀況發生。

基礎第 6 式｜後抬腿

訓練重點 髖部後側肌群，讓走路、上下樓梯更穩定有力

以臀大肌為主的髖部伸展肌群如果能正確作用，可以讓我們走路更穩定，上下樓梯、蹲下起立、搬重物時更有力。這個動作也特別適合人工髖關節手術後的患者。

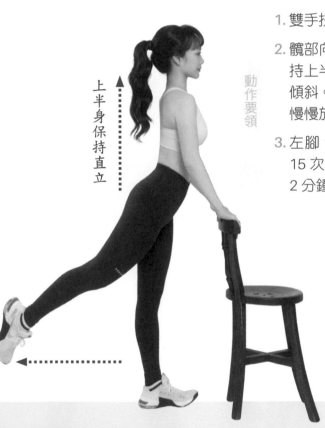

上半身保持直立

動作要領

1. 雙手扶住椅背站直。

2. 髖部向後伸展到極限，但須保持上半身直立，盡可能不往前傾斜。維持這個姿勢數 3 秒後慢慢放下。

3. 左腳、右腳各連續重複 12 至 15 次為一組，組間休息 1 至 2 分鐘，共做 3 組。

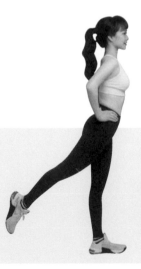

進階訓練

● 以雙手叉腰做臀部向後伸展的動作，上半身直立，但允許微微往前傾（不要太多），這個動作除了訓練臀部肌肉以外，也訓練身體的平衡感。

| 強化關節進階 6 式 |

　　有別於基礎動作用意在伸展以及訓練單一肌群，進階的動作會由多關節、多肌群參與，算是一種真正的「運動」，所以在進行主要的訓練之前須先做好暖身運動。暖身約 10 分鐘，活動並伸展全身肌肉與關節。也可以將前面的基礎動作放進暖身的內容當中。

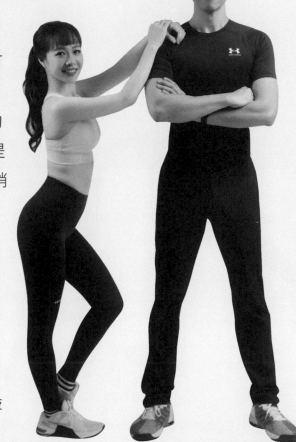

　　確實做好暖身運動可以避免運動傷害。做完暖身運動後，要感覺身體的僵硬感消失、靈活度提升，全身開始發熱，心跳稍感加速。

運動示範：何佳蓉

進階第 1 式｜橋式

訓練重點 同時啟動軀幹核心及下肢肌力

超高效長壽運動！這個動作可以同時鍛鍊到 5 個部位的肌肉（腹肌、背肌、臀肌、大腿前側股四頭肌、大腿後側肌），絕對是中高齡族群必學的長壽運動。除了鍛鍊肌力、保護關節以外，也可以改善坐姿、站姿及行走姿勢，避免長期痠痛。

1. 在瑜伽墊上屈膝平躺後，膝蓋與臀部約距離 1 個手掌寬度。腳掌貼地，身體放鬆。

2. 臀部出力抬高，身體拱起，使肩部到膝蓋呈一直線。盡可能維持 20 秒。

3. 連續重複 12 至 15 次為一組，組間休息 1 分鐘，至少做 3 組。

第8節／強化髖關節、膝關節的肌力訓練：基礎6式與進階6式

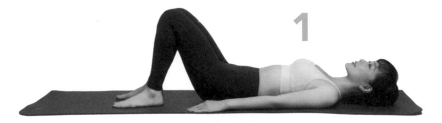

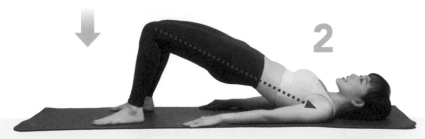

肩部到膝蓋呈一直線

Tips

- 腳掌在動作過程中都平貼在地面。肩膀、上背、頸部亦輕鬆平放地面。

- 脖子須感到放鬆，專注在臀部用力。

進階第 2 式 ｜ 空中腳踏車

訓練重點 軀幹核心的動態穩定及下肢肌力

這個動作在訓練大腿前側股四頭肌的同時也可以訓練腹部肌肉。 由於雙腳不斷地活動，腹部的肌肉也需要穩定輸出，以達到動態平衡，所以也是訓練腹部「六塊肌」、「馬甲線」的熱門動作。

動作要領

1. 在瑜伽墊上屈膝平躺後，腹部出力緊收，開始在空中踩腳踏車的動作。

2. 每次盡可能維持 15 至 20 秒才休息。連續重複 12 至 15 次。

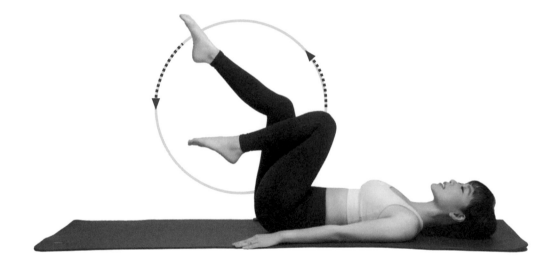

Tips

● 肩膀、上背、頸部輕鬆平放地面。

● 脖子放鬆，專注在腹部及大腿用力。

進階訓練

- 腹肌出力，讓上半身離開地面，目光隨著節奏左右交換，看向彎曲的膝蓋。

- 注意！在過程中脖子需保持放鬆，不可以覺得脖子緊繃或很出力。

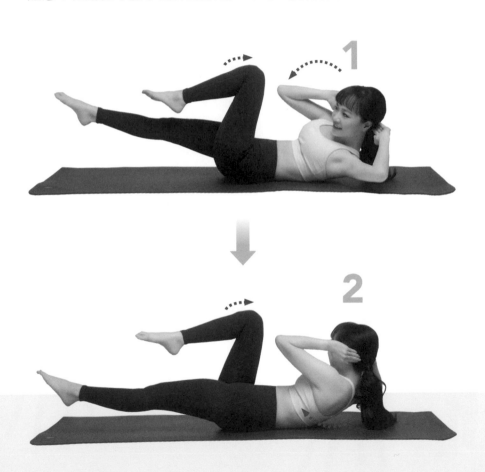

進階第 3 式 | 扶椅深蹲

訓練重點 臀部及大腿肌力

　　深蹲是最基本的下肢功能性運動，與日常生活的功能以及自我照顧能力非常有關係。只要訓練過程不會造成疼痛，任何人都可以循序漸進開始練習。

動作要領

1. 雙手扶住椅背站直，兩腳與肩同寬，挺胸夾背，眼睛直視前方。

2. 身體慢慢往後，往下蹲，過程中背部肌肉收緊，不可以拱起。蹲到大腿呈水平再站起來。站起來時，盡量用臀部夾緊出力，膝蓋要維持往外展，朝向腳尖方向，大腿切勿向內夾。

3. 重複 12 至 15 次為一組，組間休息 1 至 2 分鐘，共做 3 組。

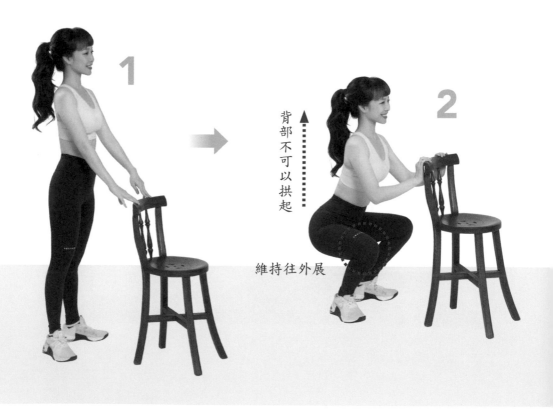

背部不可以拱起

維持往外展

進階挑戰－深蹲

- 動作穩定後，嘗試不要扶椅子，就是坊間所謂的「深蹲」。

- 下蹲吸氣，上來吐氣，由髖關節主導動作，髖部往後推，臀部下移，
  膝蓋隨之彎曲。

- 這個動作一樣可以從比較小的角度（例如蹲 1/3）開始練習。

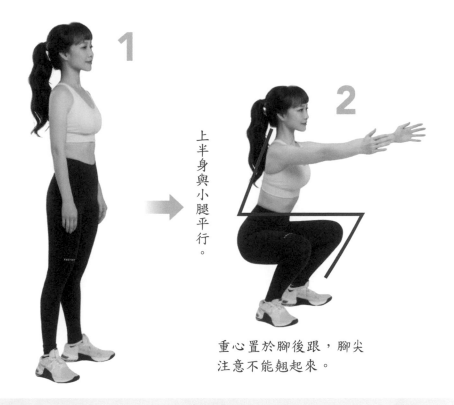

上半身與小腿平行。

重心置於腳後跟，腳尖
注意不能翹起來。

Tips

- 往前蹲會增加膝關節的壓力，可能造成關節不適，須盡量避免。

- 初學者可以不要蹲這麼低，先以 1/3 微蹲開始練習即可，感受臀部的
  發力。動作熟悉後，再增加下蹲的程度。

進階第 4 式｜側弓箭步

訓練重點 臀部肌力與伸展大腿內側肌群

　　相較於前後向的弓箭步，這個動作對關節的負擔較小，在訓練臀部肌肉的同時，還可以伸展通常較緊繃的大腿內側與後側肌群，減輕關節的壓力。

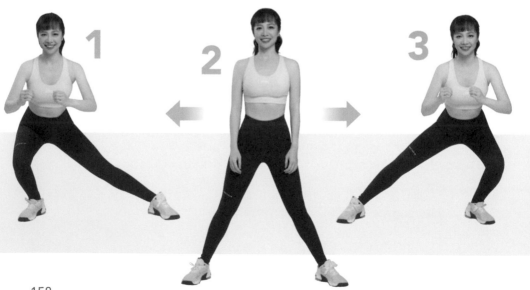

動作要領

1. 挺身站立，雙手可以輕鬆交握或擺在身體前方。

2. 腹肌收緊，同時朝側邊跨出一大步，將重心轉移至一隻腳上並開始下蹲。下蹲時記得髖部向後推，出力方式與深蹲動作相同，但另一隻腳向外伸直。

3. 骨盆可以稍微前傾，記得挺胸，下背部繼續自然地拱起，讓上半身盡可能維持挺直。過程中雙腳站穩，腳尖朝前。

4. 起身時，用彎曲那一側的臀部出力，並且用腳同時推蹬，讓身體回到起始的站立位置，這樣算完成一次。

5. 左右各重複 12 至 20 次為一組，組間休息 1 分鐘，至少做 3 組。

1 **2** **3**

進階挑戰 1

可以用手去摸對側腳的鞋子，但過程中需保持脊椎在「中立位」
（即不能駝背，下背部不能隆起）。

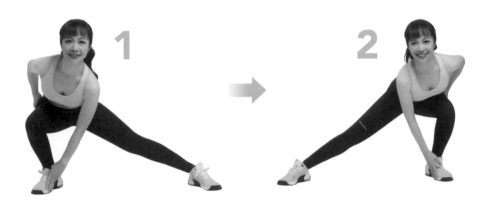

進階挑戰 2

如果覺得很輕鬆，兩手也可以適時拿著
啞鈴或是裝水的寶特瓶來增加重量。

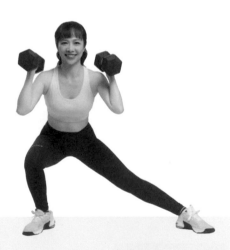

Tips

- 過程中腹部與背部肌肉要收緊。
- 專注感受臀部肌與大腿肌肉發力，即屁股
  和大腿的肌肉痠痠的。

進階第 **5** 式｜前弓箭步

訓練重點 臀部及大腿肌力

　　弓箭步看似簡單，做起來卻不太容易，算是比較進階的下肢功能性訓練，同時需要核心的穩定及臀部正確的發力。練習弓箭步有助於下肢肌力訓練及平衡，可以矯正走路的姿勢，讓左右腳重心轉移更加順暢，避免跌倒。

動
作
要
領

1. 雙腳與肩同寬，兩手叉腰，挺胸夾背，眼睛直視前方。

2. 一腳往前跨出下蹲，過程中背部肌肉收緊，不可以拱起。蹲到大腿呈水平，膝蓋不要往前超過腳尖。站起來時，臀部與大腿出力。

3. 左右各重複 12 至 15 次為一組，組間休息 1 至 2 分鐘，共做 3 組。

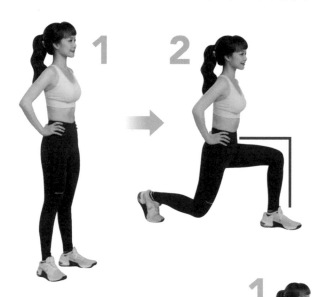

Tips

- 大腿呈水平，膝蓋不要往前超過趾尖。

- 在最低點時雙膝約彎曲 90 度。初學者可以不要蹲這麼低。

- 可先以 1/3 微蹲開始練習，感受臀部的發力。動作熟悉後再增加下蹲的程度。

進階挑戰

可適時拿著啞鈴或是裝水的寶特瓶來增加訓練強度。動作時，將啞鈴握在兩側①或扛在肩上②進行弓箭步。

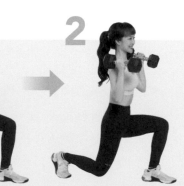

進階第 6 式｜啞鈴火箭推

訓練重點 上肢、下肢及核心的綜合訓練

這個動作可以同時訓練上肢、下肢以及核心肌群，幾乎全身的大肌群都需要用到。搭配連續動作，亦可同步訓練心肺功能。這份訓練菜單適合已經熟知前述動作並且想要進階的人。

動作要領

1. 雙腳與肩同寬站立，將一對啞鈴扛在肩膀上。

2. 髖部往後往下深蹲，動作要領如基礎深蹲。過程中腰部須保持緊縮。髖部下降到膝蓋的高度。

3. 髖部與膝蓋迅速伸展站起來，同時順勢將啞鈴推高，直至完全伸直手臂、髖部與膝蓋。過程中膝蓋須保持些微向外，與腳尖的方向一致。

Tips

- 可以先由空手開始練習動作，熟悉之後再加上重量。如果家裡沒有啞鈴，也可以拿裝水的小寶特瓶替代，只要好抓握即可。

- 過程中須感到稍微吃力，但仍能維持標準的動作。切勿為了加快完成時間而讓動作錯誤，這樣很容易運動傷害。

- 每週可以做一次，當成是體能測驗以驗收訓練成果。在相同啞鈴重量下，若完成時間能縮短，則代表體能有進步。

- 若感覺可以輕鬆做完，可適度增加啞鈴重量或推舉次數。

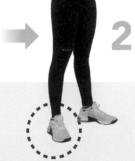
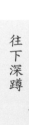
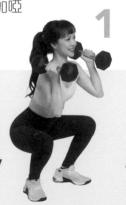

1 ➡ 2

往下深蹲

腳尖保持些微向外

訓練菜單
啞鈴火箭推三組，分別為 21、15、9 下，組間休息 1 分鐘。計算完成所需時間。

| 緩和運動 |

運動後，請記得再次進行收操或緩和運動，減少痠痛。也可以趁身體還熱，伸展更多關節與肌群，增加柔軟度與組織彈性。

運動是一輩子的事情，考驗的其實是持之以恆的毅力。在有規律運動的情況下，上天給我們的回報就會是健康的身體、足夠的肌力、靈活的關節，以及可以遊山玩水享受生活的體力。

如果一個人容易怠惰，可以參加團體班、找教練，或者是找志同道合的朋友一起互相督促。

鞋子也跟膝蓋有關？膝關節退化、膝蓋痛的人如何選鞋？

案例 滿櫃子外出鞋都需要「跟」新的曹女士

「膝蓋痛時盡量先不要穿高跟鞋喔！」發現來看膝蓋痛的曹女士腳下踩著硬底高跟鞋，我在看診最後趕緊提醒她。

「可是我外出鞋幾乎都有跟耶！」曹女士穿有跟的鞋子，搭配高雅的洋裝，的確雍容華貴又有氣質。

「我知道這樣看起來比較高䠷，而且有些場合就是需要這些鞋子，不過在膝蓋痛的時候，它可是會讓膝蓋負擔加重，症狀更惡化喔！」我說。

「至少平常外出或是在家，可以對自己的腳好一點，穿一些舒服的鞋子，同時也減輕關節的負擔。」我補充道。

「好的，看來我滿櫃子的鞋需要更新一下了，等等就去買一些看起來漂亮，穿起來又舒服的鞋子。」

「記得要買輕一點、鞋底有彈性的鞋子，並且一定要試穿看看喔！」我最後叮嚀。

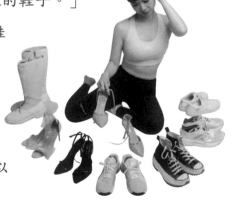

「沒問題，我要來去刷我老公的附卡了！」

真是羨慕，希望曹先生的附卡可以幫忙曹女士解決膝蓋不舒服的問題。

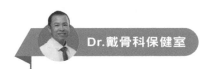

膝關節退化，鞋子該如何選？

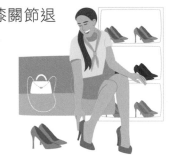

對於膝關節退化患者或是想要預防膝關節退化的民眾來說，選對鞋子也很重要！鞋子與膝關節健康息息相關，民眾若穿著合適、舒服的鞋子，膝關節比較不會痠痛，全身也會放鬆，不會常出現這裡痠那裡痛的情況。

◎哪種鞋子對膝關節負擔較大？

雖然鞋子穿了舒不舒服，至少要試穿一陣子才會知道，但是通常對關節負擔比較大的鞋子都有以下一些特徵：

1 ＞太重的鞋子

像是工作靴或登山鞋等。若穿著太重的鞋子久走，對膝關節的負擔較大，肌肉也會拉得比較緊。

2 ＞高跟的鞋子

常穿高跟鞋，膝關節前後的肌肉變得緊繃，久而久之會導致膝關節容易痠痛。

3 ＞太鬆的鞋子

像是拖鞋等。若常穿拖鞋趴趴走，腳為了把鞋子抓緊，肌肉會緊繃，膝關節的受力也會增加。

4 > 太硬的鞋子

像是很硬的皮鞋。民眾若穿著底部太硬的皮鞋，鞋子無法吸收膝關節踩下的力道，這些力道反過來加到膝關節上，久了對膝關節不好。另外，有些雨鞋、雨靴穿起來太硬又太鬆，也都會增加膝關節的負擔。這些材質太硬的鞋子無法彎折，會限制足部各個關節的活動，即使加了鞋墊，走起路來也不會改善太多。

◎如何選一雙對膝關節較好的鞋

對於挑選鞋子，有幾個原則提供大家參考：

> 原則 1 鞋底至少 1 公分

鞋底若太薄，除了腳感不佳之外，也會有相當大的安全隱患，例如走路踩到釘子等。因此，選擇鞋底至少 1 公分的鞋子，不僅更舒適，也更安全。

> 原則 2 鞋底前後高度一致

若鞋底後方（鞋跟）較高，會讓膝蓋受力不均，有增加膝關節負擔的風險。因此，建議挑選鞋底前後方高度差不多的鞋子，讓膝蓋受力更加均勻。

> 原則 3 彈性佳

除了鞋底的高度之外，鞋子的彈性也是挑選重點。彈性差的鞋子，例如硬底鞋或是軟芭蕾鞋等，容易讓腳的動作不自然，增加膝關節的負擔。因此，建議選擇慢跑鞋、氣墊鞋等彈性較佳的鞋子，讓腳的動作更加自然流暢，也減少膝關節的負擔。

＞原則 4 選輕一點

穿輕的鞋子走路比較輕鬆自然，腳步才不會在地上拖行。

＞原則 5 特殊需求

例如扁平足或是高弓足等，建議選擇專門針對這些需求的鞋子，可以更有效地保護膝關節。另外，也可考慮使用鞋墊等輔助用具，來減少膝關節的負擔。（訓練足部肌肉力量和彈性是更好的方式，請參考由醫師或物理治療師所提供的專業資訊。）

　　如果您是膝關節退化患者，或是未雨綢繆想要預防膝關節退化，買鞋時不妨參考以上幾個原則，幫自己挑一雙合適的鞋子，讓步伐更輕盈，膝關節也能更舒適地度過每一天。

掃我看影片

▶ **關節退化選鞋有方**

鞋子也跟膝蓋有關？膝關節退化、膝蓋痛的人如何選鞋？什麼鞋子不能穿？【台語版】

第10節 身體痠痛，連覺都睡不好，有可能是關節炎作祟？

> ## 案例 陳大福的期待：「睡得好，遠離全身痠痛」

陳大福覺得自己近幾年睡眠品質很不好，常常一整晚睡睡醒醒，身上的關節卡卡的，不時會痠痛。他懷疑這些痠痛是讓他睡眠中斷的主要原因。

「戴醫師，我晚上時常睡不好，躺床上翻來覆去，老婆也說我打呼聲時大時小，跟我分房睡。請幫我把關節炎治好，說不定我就可以睡好一點了！」陳大福期待地看著我說。

「您這樣的狀況可能要找睡眠醫學專科醫師諮詢喔！或許體重過重是一個重要的原因。體重太重不但會讓關節炎惡化，也可能會在睡覺時有呼吸中止的狀況，讓您睡不好。」

「還有專門看睡覺的睡覺醫師？」陳大福問。

「是啊，睡眠醫學是一個高度專業的科別，要先經過檢測，才知道您的問題所在。如果您願意的話，我可以幫您轉診到我們醫院的睡眠醫學中心喔！」

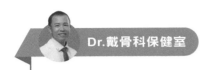

如何才能睡得好？打破發炎疼痛與難眠之間的惡性循環

睡眠問題真的是困擾了不少人，除了精神不好以外，也會有很多身體的症狀，例如全身肌肉或關節痠痛。但只要能改善睡眠品質，這些症狀也會消失一大半。

◎關節炎與睡眠障礙

數據顯示，超過三分之一的成年人沒有得到足夠睡眠。對於患有關節炎或是其他肌肉骨骼及風濕性疾病的人來說，睡眠不佳不但常見，而且可能是一種嚴重影響生活品質的副作用。關節疼痛和發炎直接影響到安靜睡眠的能力，這是一個惡性循環：

> **睡眠太少會使疼痛感覺更糟，疼痛會對睡眠產生負面影響。**

關節退化患者會因為關節疼痛和不靈活而睡不好，全身炎症性疾病（如類風濕性關節炎、紅斑性狼瘡或僵直性脊椎炎）更是會顯著影響睡眠的品質。如果還伴隨著阻塞性睡眠呼吸中止症（Obstructive Sleep Apnea, OSA），那情況就更糟糕了。

「阻塞性睡眠呼吸中止症」是一種睡眠中呼吸反覆停止的狀況，睡覺時呼吸道阻塞就會發生這種情況，但大多數患者甚至不知道它正在發生。主要線索是非常響亮的打鼾聲。儘管患者認為他們有足夠的睡眠時間，醒來後還是會覺得很疲倦，若未經治療會增加高血壓、心臟病、中風和其他嚴重併發症的風險。

另外，肥胖也會導致關節退化以及阻塞性睡眠呼吸中止症的風險增加，所以如果有上述的問題，而且體重又過重的患者，應該要先考慮積極控制體重。

睡眠障礙雖然常見於所有類型的關節炎和相關疾病，但疾病表現可能有所不同。例如，類風濕性關節炎患者在發作期間往往需要更長的時間才能入睡；僵直性脊椎炎的患者可能會在下半夜因為疼痛僵硬醒來，甚至會躺不住，需要起床四處走動。

◎改善睡眠品質可以這樣做

如果您有關節炎或慢性疼痛的問題，要實現所謂的完美睡眠可能很困難，但總有改進和調整的餘地。以下提供幾個可以努力的方向給大家參考：

① 靠近就寢時間不要吃太多，特別是很油且不易消化的食物。

② 靠近就寢時間不要飲酒或攝入咖啡因。

③ 不要在接近就寢時間使用 3C 電子產品（例如電視、手機、平板電腦）。

④ 保持臥室黑暗和涼爽，並只用您的床睡覺和與另一半滾床單。（不要把工作或其他事情帶到床上。）

⑤ 使用類固醇控制疾病的患者，夜間服藥可能會導致失眠。可以和您的醫師討論是否能調整劑量或服用時間。

⑥ 運動有助於減少身體的整體發炎反應，可以改善生活品質

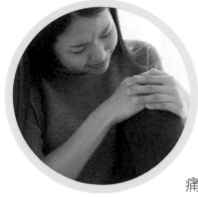

和睡眠質量；但睡前數小時劇烈運動有可能會招來反效果。

⑦ 如果感到悲傷、絕望、焦慮，請告訴您的醫生，讓他協助您或轉診適合的醫師處理。憂鬱和焦慮在慢性疼痛患者中很常見，也會影響睡眠（並因此導致更多的疼痛）。

⑧ 如果有以下情況，請您一定要找睡眠醫學專科醫師諮詢：晚上打鼾響亮且不規則、常常睡很久醒來還是很累、覺得很疲勞（這種疲勞和疼痛、發炎造成的疲勞感覺應該不太一樣）。

※ 本文內容感謝睡眠醫學專科楊為傑醫師協助校正。

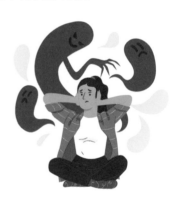

關節退化後，人生變黑白？憂鬱、焦慮與關節炎

任何形式的關節炎，都可能對心理健康產生負面影響，這當然也包括退化性關節炎。最常見的表現為憂鬱或焦慮。事實上，心理健康問題也會加重關節炎症狀。

根據美國心理學協會的說法：焦慮表現為緊張、擔憂和易怒，還會伴隨著生理變化，如血壓升高。憂鬱表現為悲傷、對日常活動缺乏興趣、體重減輕或增加、失眠或過度睡眠、缺乏能量、無法集中注意力、自我感覺價值低或過度內疚，以及反覆思考死亡或自殺的念頭。

◎治療焦慮或憂鬱可以減輕關節疼痛

在診間，常常會看到一天到晚喊痛的年邁患者被不知所措的子女帶來。關節炎的程度明明沒有很嚴重，接受各種治療卻都效果不好。在深入追問下，發現這些長輩幾乎都有睡眠品質不佳、憂鬱、焦慮等症狀。

心理健康和關節炎，兩者相互影響，彼此之間存在著複雜的關係。如果您患有關節炎，並且感到焦慮或憂鬱，請不要猶豫，盡快尋求專業的醫療幫助，並適時接受治療。治療焦慮或憂鬱可能會幫助減輕疼痛和其他關節炎症狀。同時，注意保持健康的生活方式，例如適當的運動、健康飲食和充足的睡眠，也可以幫助改善心理健康和關節炎症狀。

第四章

退化性膝關節炎
的潛力新療法

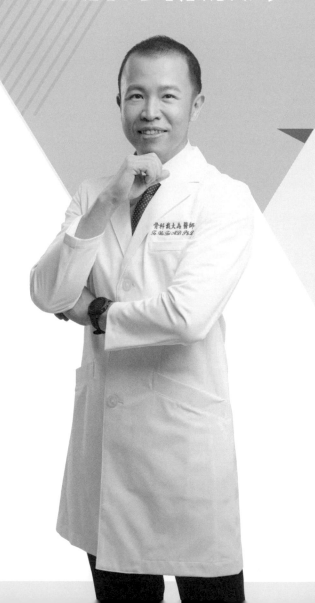

和其他疾病一樣，隨著醫療科技的推展，退化性關節炎的治療也會翻新。這一章介紹了幾個最近幾年推出的治療方式供大家參考。

不過要注意的是，這些新推出的退化性關節炎治療方式，共同特點就是：

· 可能有效。但是否比原本就有的治療方式有效卻不得而知。

· 可能需要花比較多錢。

請大家看了這些介紹之後，千萬不要覺得好像找到救星一樣，不管花多少代價都非得試試看不可；也千萬不要相信坊間誇大不實的廣告。

要接受新的治療，一定要衡量自己的口袋深度，並且多方打聽。通常會主打療效很神奇、前所未見的產品，更要小心！比正規與傳統治療有效百倍的東西也不太可能會在網路上或電視台販售、打折、限時搶購。這一點需要大家三思而後行。

Dr.戴骨科保健室

PRP 混合玻尿酸：一加一大於二

目前一般最常見的膝關節保養及治療注射項目為玻尿酸（Hyaluronic Acid, HA）以及富含生長因子的高濃度血小板血漿（Platelet-Rich Plasma, PRP）。玻尿酸可以潤滑，而 PRP 可以協助關節腔修復。然而，近期許多研究發現，有些患者使用單一種注射治療的效果卻不如預期，或許合併注射可以取得更多的益處，於是第二代的 PRP 產品「HA-PRP」應運而生。

顧名思義，「HA-PRP」就是 PRP 混合玻尿酸（HA）。製備 PRP 的過程中，在 PRP 離心管內加入高濃度玻尿酸，與抽取自病患的血液一起離心製作出 PRP 與玻尿酸均勻混合的注射劑，施打到關節或其他患處。

有一個臨床試驗將退化性膝關節炎患者隨機分配至玻尿酸、PRP 和 HA-PRP 共 3 組，然後進行施打治療及評估。在追蹤 1 年後，施打 HA-PRP 混合劑型患者的疼痛感與行動力相對於單獨注射玻尿酸或 PRP 的效果改善較多，整體維持效果也可拉長至 1 年。

◎為什麼一加一可能大於二？

為什麼明明只是將兩者混合在一起後注射而已，效果卻可以提升？2016 年有一項日本研究發現：將玻尿酸與 PRP 以一個「黃金比例」混合後，玻尿酸能有效提升 PRP 的生長因子釋放量，因

而可望提升修復的效果。

另一個可能原因是：傳統的 PRP 是液狀，注射到患處之後比較容易散開來，較快被吸收掉。而 HA-PRP 製備出來的注射劑較為黏稠（有點像糖漿一樣），注射之後 PRP 的成分可以黏附在受傷的組織較久的時間，等待血小板釋放更多生長因子。

HA-PRP 在注射之後，痠脹的感覺可能會較注射傳統 PRP 明顯。 在較小的關節以及肌腱處注射，可能會有較明顯的痠脹感。由於膝關節的關節腔較大，這樣的差異比較沒那麼明顯。

由於效果可能一加一大於二，價格也是一加一大於二，因此會有人問：「那可不可以直接打一支 PRP，再打一支玻尿酸？」這我倒是沒那麼建議。兩支合在一起打，注射進關節的容積過多，可能造成更腫脹不舒服。而且 PRP 可能只輕微黏附在一團玻尿酸的外圍，無法均勻混合，拉長作用的時間，不一定有附加的好處。

◎關節注射治療費用參考

- **玻尿酸**：符合條件者可以健保給付注射。傳統三針型每針約 1,000~1,500 元。半年一針型約 3,000~5,000 元。一年一針長效型約為 6,000~8,000 元。

- **PRP**：一劑約為 10,000~20,000 元，另有價位較高的特殊劑型。

- **HA-PRP**：一劑約 30,000~40,000 元。

- **羊膜懸浮液**：依劑量不同，一劑約 30,000~60,000 元。

※ 價格僅供參考，請依各醫療院所實際公布品項為主。

Dr.戴骨科保健室

羊膜懸浮液注射：調節發炎，修復組織

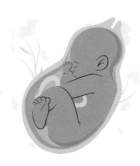

懷孕時，胎兒懸浮在媽媽肚子的羊水中，包覆著羊水和胎兒的是羊膜和絨毛膜。羊膜是一層富含第 I 型到第 VI 型膠原蛋白的組織，在很早之前就被運用在傷口修復上，覆蓋在傷口或皮膚缺損處有促進修復的效果。

近年來有一些文獻報告顯示，羊膜移植物在骨科的再生修復上也有療效，例如韌帶、肌腱損傷。羊膜原本的功能就是媽媽和胎兒之間的橋梁，因此少了許多表面抗原，並不會產生排斥反應，是個非常好的移植物。

羊膜移植物是從生產後的胎盤而來，被清洗消毒、冷凍脱水後，經過嚴謹的技術製作成醫療用品。最近也發展出注射劑型羊膜懸浮液（將羊膜磨成粉，注射前加生理食鹽水）。

由於高濃度血小板血漿（PRP）在治療退化性關節炎上有許多成功的報告，所以就有人就想到羊膜懸浮液注射（Amniotic allograft suspension injection）是不是也可以用來治療退化性關節炎，調節發炎，促進關節組織修復。最近已經有初步的研究成果發表。

這項研究由美國多個醫院共同參與，在為期 12 個月的研究當中，一共 200 個退化性膝關節炎患者被隨機分配到 3 組（注射羊

膜懸浮液、注射玻尿酸、注射生理食鹽水），注射後追蹤患者 12 個月。

◎顯著改善膝關節疼痛與功能

研究人員觀察到：與接受注射生理食鹽水或玻尿酸對照組的患者相比，接受單膝羊膜懸浮液注射的患者在 6 個月時疼痛和功能有顯著改善；在治療後 12 個月時的疼痛、症狀、日常活動、運動和休閒以及生活品質方面也皆有顯著改善（KOOS 評分量表）。接受羊膜懸浮液注射的患者疼痛分數（VAS）明顯下降，無論是工作或日常活動中的疼痛都有明顯改善。

◎比注射玻尿酸、生理食鹽水有效

在這項研究中，覺得治療沒有效（無法減輕疼痛）的患者在羊膜懸浮液注射組為 13.2%，玻尿酸注射組為 68.8%，生理食鹽水注射組則為 75.0%。組間有達到統計上的差異。

關於羊膜懸浮液注射的安全性，在研究中並沒有發現患者有顯著的排斥反應，算是一項安全的治療。目前市面上主要有 20 mg、40 mg 兩種劑型，20 mg 多用在運動傷害、肌腱、韌帶等處注射。40 mg 多用於關節注射。與 PRP 相比的好處就是不需要抽血，且內容物成分較一致，不會因為抽血時的身體狀況有所不同。

Dr.戴骨科保健室

微細動脈栓塞術：治療頑固性疼痛

文／成大影像醫學部暨介入醫療中心主任 王博醫師

57 歲的男性，左側膝蓋疼痛超過 2 年，經醫師評估診斷為退化性膝關節炎，長期使用止痛藥、貼布，打過關節局部注射，也做過復健等治療，但是疼痛依然持續，不吃藥就會痛到無法入睡。

在各式治療都無明顯療效後，決定做「微細動脈栓塞術」（Trans-arterial micro-embolization, TAME）。醫師在 X 光透視動脈血管攝影下找出了紊亂增生像雜草般的毛毛樣血管，並且進行紊亂增生血管的栓塞治療。治療後，病人的疼痛感隨時間遞減，走路時的疼痛感大幅減輕。

◎一種源自日本的止痛術

微細動脈栓塞止痛術是由日本奧野祐次醫師所發明的，主要針對處於長期慢性發炎的關節肌腱等部位進行導管治療，來達到止痛的效果。

此技術是在 X 光透視動脈血管攝影下，用微導管勾選這些紊亂增生的毛毛樣血管並給予栓塞藥物治療，以降低疼痛神經的刺激及減緩局部的發炎反應。簡單來說，**就像是「心導管」利用導**

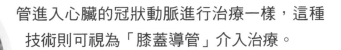

管進入心臟的冠狀動脈進行治療一樣，這種技術則可視為「膝蓋導管」介入治療。

自奧野醫師於 2013 年發表此項技術首篇國際文獻至今，包含日、韓、歐美等國均有多篇文獻陸續發表，我也和戴醫師合作將退化性膝關節炎的治療成果發表在相關國際論文。

目前研究顯示，微細動脈栓塞止痛術沒有肌肉骨骼缺血壞死或肢體無力、感覺麻痺等嚴重的副作用，較常見只有治療部位的暫時性紅斑以及局部穿刺處的皮下瘀青和痠麻感，但多在 1 個月內會改善消失。

◎哪些人適合做微細動脈栓塞術？

此項技術主要適用於「**持續超過 3 個月以上、5 分以上的劇烈疼痛**」，包含五十肩、旋轉肌腱局部撕裂、網球肘、高爾夫球肘、退化性膝關節炎等造成的疼痛。**當病人嘗試過消炎藥物、復健、震波、貼布、局部注射等治療都沒有明顯改善時，就可以考慮接受這項止痛治療。**

目前技術已演進出「簡易型微細動脈栓塞止痛術」（Simplified TAME），不需要用到 X 光透視動脈血管攝影，只要透過超音波導引即可進行治療。

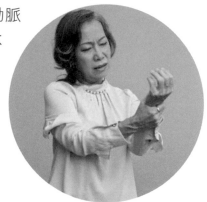

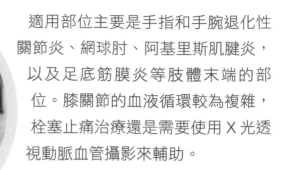

適用部位主要是手指和手腕退化性關節炎、網球肘、阿基里斯肌腱炎，以及足底筋膜炎等肢體末端的部位。膝關節的血液循環較為複雜，栓塞止痛治療還是需要使用 X 光透視動脈血管攝影來輔助。

慢性的發炎與疼痛，雖然不會有生命上的危害，但是在生活上卻是相當擾人的問題。微細動脈栓塞止痛術需經專業醫師的評估才可執行，主要效果為止痛，但無法反轉已經退化的關節與肌腱的撕裂傷。因此，除了栓塞之外，仍需要接受其他治療。

掃我看影片

▶ 治療關節疼痛新技術

頑固型的慢性疼痛常伴隨局部微血管不正常增生。處理不正常的微血管，就有機會扭轉慢性發炎狀態，解決困擾已久的疼痛。ft. 王博醫師

Dr.戴骨科保健室

退化性膝關節炎的細胞治療

什麼是細胞治療？細胞治療是將自己的細胞（自體細胞）或別人的細胞（同種異體細胞）經過體外培養或加工程序之後，再將這些處理過的細胞放到患者體內使用，以達到治療或預防疾病的目的。此項技術的應用含括皮膚、軟骨、神經及癌症，範圍相當廣泛，提供更多元的治療選擇。

台灣在 2018 年 9 月由衛生福利部修正《特定醫療技術檢查檢驗醫療儀器施行或使用管理辦法》（簡稱「特管辦法」），將國際間已施行、風險性低，或已經於國內實施人體試驗累積達一定個案數，安全性可確定、成效比較可預期的治療項目，開放使用於符合適應症的患者。

其中，「自體脂肪幹細胞」以及「自體骨髓間質幹細胞」開放用於治療退化性膝關節炎。

◎細胞治療的流程

細胞製品乃高規格、符合人體細胞組織，需要在通過「優良操作規範」（Good Tissue Practice, GTP）認可的場所製造。

開始治療前，應與醫師詳細討論治療的適應症過程風險以及需要配合的事項。前述說明做完才會進入療程。

在完成相關檢查後，醫師會在醫院幫患者用抽取或以手術的方式取得脂肪或骨髓幹細胞，並送往符合規範的實驗室培養。之後，經過一段時間的培養及處理，細胞製品會再度運送回醫院，由醫師施打進關節腔內，並且做後續追蹤。

由於細胞運送及處理的過程複雜，只要中間的步驟稍有不慎（例如溫度控制不好、細胞遭受汙染），治療就會失敗，甚至產生併發症，所以衛生福利部對於可執行的醫療院所及實驗室有嚴格的控管。截至 2023 年底為止，所有核准通過進行退化性膝關節

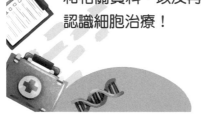

※ 資料來源：衛生福利部「細胞治療技術資訊專區」。

炎細胞治療的醫療院所都是「醫院」，尚未有「診所」通過這一項認證。

退化性膝關節炎的細胞治療費用，依照使用的細胞及製程不同，每次療程費用約為 25 萬至 85 萬。衛生福利部的「細胞治療技術專區」網站提供了關於細胞治療的詳盡介紹，並且詳列目前通過許可的治療院所及收費標準，有興趣接受治療一定要詳細參閱資料後和您的醫師討論。務必尋求合法的細胞治療管道與醫師，不要相信誇大不實的廣告。在治療前也需確認治療計畫和收費方式。

◎高濃度血液單核球療法

由於細胞製程複雜，管制嚴謹，價格居高不下。為了更普及治療，有非常多團隊致力於簡化細胞製程，或者開發新的方法。

在台灣就有研發團隊利用周邊血液純化技術（PCP）從患者自體血液分離出單核球細胞萃取液，注入關節幫助軟骨修復。所萃取出的高濃度細胞萃取液含有 M2 巨噬細胞，理論上具有抑制發炎效果，並且能促進軟骨分化以及膠原蛋白增生，有效修復受損的關節腔。

這項技術特點在於相較前述的細胞治療相對簡單快速。在抽取患者約 100cc 的血液之後，即時進行 2 至 3 小時的血液分離製程，接著就可以在當天打到關節當中，完成治療。在初步人體試驗中，追蹤 1 年，有 9 成患者的疼痛感及運動功能均有改善。目前正在執行擴大收案人數的試驗計畫，希望能為退化性關節炎的治療提供更多選擇。

第五章

退化性膝關節炎 的相關手術

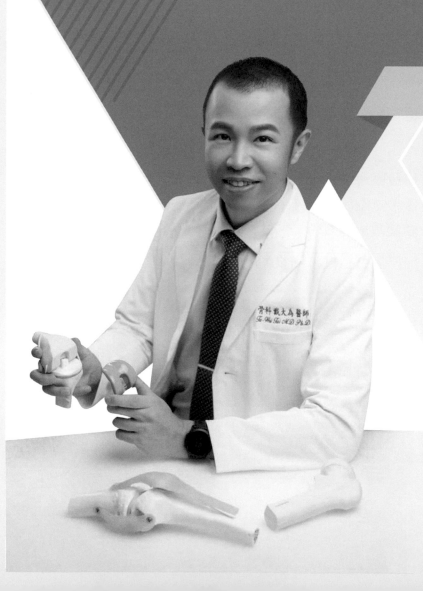

治療退化性膝關節炎的手術，以「高位脛骨截骨矯正手術」、「局部（半）人工關節置換手術」、「全人工關節置換手術」為主。大多數有規模的醫院都有在執行這三種手術。

　　在台灣，每年約有 25,000 例人工膝關節手術，因此許多醫院都有標準的治療流程。

　　這個章節，我會提供各種手術的介紹、手術的過程，以及手術前後的注意事項供您參考。不過，最重要還是要找到您信任的醫師，詳細討論之後再做決定。

第 1 節　換人工關節不是唯一選擇！膝關節炎手術治療也能客製化

案例　客製化的手術治療選擇

「我以為我的膝蓋只能換人工關節，沒想到竟然還有其他手術選擇！」

同一天門診來了三位嚴重退化性膝關節炎的患者，他們的共同點都是已經被膝蓋疼痛困擾許久，嘗試過各種治療方式，效果都不好，需要手術處理。

楊小姐的體態適中，是保險業務經理，看不出才 55 歲膝關節炎就這麼嚴重。她說從以前就覺得自己腿型不好看，兩邊膝蓋無法併攏，也就是俗稱的 O 型腿；而這幾年她更常常感覺走路時膝蓋內側隱隱作痛。

吳先生是汽車修護技師，年輕時學了一身功夫，在醫院旁邊開了一家汽車修護廠，由於技術不錯，有許多醫護同仁都是他的客戶。近幾年他太太發現 65 歲的他右膝越來越歪，他也不時感覺內側膝蓋痠軟無力，甚至影響到他的工作。

周太太的體態豐滿，她說因為膝蓋疼痛多年，讓她無法運動，體重才會直線上升。她從醫院大廳走到診間就氣喘吁吁，雖然醫院開著冷氣，她還是汗流浹背。儘管她已經是好幾個小孩的阿嬤，但是她的身體情況實在沒辦法幫忙照顧金孫。

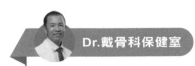

Dr.戴骨科保健室

客製化的膝關節炎治療：3 種微創手術解決惱人的膝關節炎

治療嚴重膝關節炎的手術有 3 種，分別是：**高位脛骨截骨矯正手術、局部人工關節置換手術、全人工關節置換手術**。根據不同情況，患者可以選擇最適合自己的手術治療。

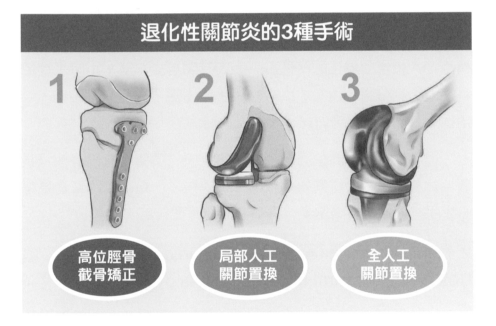

1. 微創高位脛骨截骨矯正手術（High Tibial Osteotomy, HTO）

三位患者中相對年輕的楊小姐，膝關節因為 O 型腿的關係，內側磨損較多，但外側和前側都很完整。經過討論後，選擇了高位脛骨截骨矯正手術，矯正 O 型腿，讓膝關節受力恢復正常。

理論上我們站立時，身體重量要平均落在膝關節的正中央，整個關節平均受力才不會很快磨損。但是偏偏有些人的腿型是O型腿，身體重量都落在膝關節的內側，導致膝關節內側磨損遠較外側還快，年紀輕輕很快就退化了。

高位脛骨矯正手術就是在脛骨（小腿骨）接近膝蓋的地方鑿一個洞，然後把它撐開，改善O型腿，改變關節受力的角度，讓膝蓋內外側平均分擔身體的重量，再以鋼板固定。病人可以保留自己的膝蓋，不用走到換人工關節這一步，畢竟「天然ㄟ尚好」。

隨著醫療科技進步，鎖定式鈦合金骨板大大提升固定效果，減少鬆脫，手術後也能更早承重，恢復日常生活。3D列印技術的運用，大幅增加矯正的準確度，手術時間也從 1 至 2 小時，縮短為 30 至 40 分鐘。因為，原本醫師手術中需要做的測量工作，術前模擬軟體都幫醫師做好了，而且比醫師的肉眼還準確。

楊小姐接受了高位脛骨截骨矯正手術，順便放自己一個月長假。休養之後，過往的內側膝蓋疼痛消失了，楊小姐跑業務更得心應手，運動時無論跑步、蹲下等動作都很自然。

2. 微創局部人工關節置換手術（Unicondylar or Unicompartmental Knee Arthroplasty, UKA）

吳先生僅有內側膝蓋疼痛，X 光發現內側關節軟骨已磨損殆盡，但外側與前側尚稱完整，且前後十字韌帶也無鬆弛的情形，不需要使用全套的人工膝關節，僅需處理磨損的內側表面即可，因此選擇微創內側局部人工膝關節置換手術。

手術中，醫師將受損的關節表面磨平，依照關節面弧度設計的植體，就像貼磁磚一樣，把關節墊片貼合在關節面，手術當天下午吳先生就能下床行走，傷口癒合後不久即恢復運動。

膝關節有 3 個關節面：內側、外側、前側（髕骨側），若 2 個以上的關節面嚴重磨損，就適合換全套人工膝關節；若僅有 1 個關節面磨損，只需處理局部受損區域，即實施「微創局部人工膝關節置換手術」。

這項手術的優點，包括手術傷口小（約 6 至 8 公分）、手術時間短（約 30 分鐘），併發症機會與感染率也極低；並且由於手術僅將關節表面磨平，不破壞骨頭及韌帶結構，術後恢復快。

吳先生手術完三天後就沒有拿拐杖，很快修車廠就再度營業，回診時還一直問我何時要去更換汽車傳動皮帶。

3. 微創全人工關節置換手術（Total Knee Arthroplasty, TKA）

周太太因為長期肥胖，導致膝關節長期受力過大，關節嚴重變形，幾乎已經沒有關節軟骨。經過討論後，選擇接受微創全人工關節置換手術。

雖然說是「全套」的人工關節，現代的微創手術其實也僅是處理所有 3 個膝關節表面（內側、外側與前側）而已，並不是將關節「剁掉」換新的。

周太太住院後，先接受身體檢查，確認身體狀況 OK，並拍攝下肢數位 X 光影像，提供醫師於術前進行幾何學公式的計算與手術前規劃。微創人工膝關節手術使用全套微創手術技術與工具，手術中依照病人血壓使用加壓型止血帶，將手術失血量降到最低；

手術結束時，則採用「雞尾酒療法注射」，在關節腔注射止痛、止血、抗發炎等藥劑。

手術後隔天周太太即下床行走，雖然傷口仍會疼痛，但是比起以前關節發炎的劇痛真的不算什麼。王太太對手術十分滿意，高興地表示她走路好久沒有這麼輕鬆了！

高位脛骨截骨矯正手術、局部人工關節置換手術、全人工關節置換手術是治療膝關節炎的 3 種有效手術，均可使用微創的概念與器械來進行。根據不同的病況，可以跟醫師討論後選擇最適合自己的治療。

	高位脛骨截骨矯正手術	局部人工關節置換手術	全人工關節置換手術
適應症	僅膝關節內側（或外側）關節炎，合併脛骨畸形（如O型腿）。	僅膝關節內側（或外側）嚴重關節炎，其餘部分相對完整。	膝關節內側、外側、前側，三者至少有兩者嚴重關節炎。
優點	保留膝關節最自然的活動。	手術後可立即承重，恢復速度最快。	手術後可立即承重，恢復速度快。
缺點	截骨處需要較長時間恢復、鋼板可能會造成日後不舒服需要再次手術取出。	隨疾病進展或是植體鬆脫，日後有可能還會需要再換成全人工關節。	手術後僵硬緊繃感較明顯。

掃我看影片

▶ **人工關節術後活動 3 重點**

人工關節手術後能不能運動？我能出門爬山嗎？我能再去打球嗎？

膝蓋痛打玻尿酸、PRP 都沒用，原來是因為O型腿！

> **案例** 事業剛攀高峰，身體狀況卻在走下坡的陳經理

53 歲的陳經理從大學到博士班都是在美國唸書，回國後能從工程師一直爬到專案經理的位置，靠的就是過人的才華與體力。他喜歡各種戶外運動，甚至參加過許多路跑的比賽。

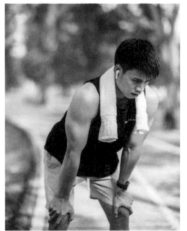

膝關節疼痛在 40 幾歲就找上他，讓他越來越困擾，每次只要跑完步就會痠軟兩三天，最後狀況嚴重到他甚至無法再以跑步當運動。

他開始尋求幫助。有些醫師告訴他：「不要再跑步了，不跑步又不會死。」也有些醫師跟他說：「你這是關節退化，只會越來越糟，很快就要換人工關節。」

陳經理越聽越驚慌，怎麼這個年紀就關節退化？！事業才剛攀上高峰，身體狀況卻這麼早往下走。

他嘗試做過許多治療，葡萄糖胺吃了，玻尿酸也打了好幾種，甚至連 PRP 血小板生長因子都在不同醫院試過 3 次，但是效果卻不佳，不但完全沒有改善，甚至還逐漸惡化。

「難道真的 50 幾歲就要換人工關節嗎？」他開始灰心喪志。

他的關節退化很特別，疼痛都集中在膝蓋內側，X 光發現膝蓋內側軟骨明顯磨損，但外側卻完好如初，進一步照了「下肢全長 X 光片」，才發現他有 O 型腿的情形，原本膝蓋的內外側應該要平均承載體重，他卻是由內側單獨支撐，難怪磨損嚴重。

Dr.戴骨科保健室

改善下肢力學狀態！解決問題要從源頭處理

處理膝關節退化或者膝蓋痛有兩個大方向，**一是改善生物環境，二是改善下肢力學狀態。**

改善生物環境包括「減少發炎」與「促進軟骨再生」，例如常見的消炎止痛藥、玻尿酸、PRP 等。這些手段若是效果不彰，可能真的關節退化太嚴重，就要考慮另一個問題：下肢力學狀態是否正常。

根據統計，約三個人之中就有一個人有輕度 O 型腿，程度輕重不一。O 型腿較嚴重的人，重量都支撐在內側關節，長期受力不平均，無論吃藥或花錢打再多玻尿酸、PRP，效果自然都不好。

解決問題，當然要從源頭處理。經過討論後，陳經理接受了高位脛骨截骨矯正手術，40 分鐘的手術矯正了他的 O 型腿。術後 1 個月，陳經理感覺走路明顯比之前自然，3 個月就開始他最喜歡的跑步。他對這樣的結果很滿意，因為跑步就是他的生命！

膝關節退化 20 年卻不用換人工關節，拉開褲管才發現原來他做了這個……

74 歲的鈴木先生是我在大阪進修時遇到的病人。他在不到 55 歲時，雙側膝關節就有中度的磨損以及內翻變形（Ｏ型腿），走路時痛到難以忍受，最後在 58 歲就辭掉工作。

在請鈴木先生進到診間前，大谷醫師先讓我看了鈴木先生 20 年前的 X 光影像，要我猜猜他的膝蓋現在狀況如何。那麼舊的 X 光影像即使數位化，仍看得到泛黃的歲月痕跡，就像影像中的膝蓋一樣。

「這肯定過不久就換人工關節了吧！」我說。這種中度以上的膝關節炎，我也見過不少，可以預見這樣的人幾年後都需要做人工關節置換手術。

鈴木先生進入診間時，俐落的樣子完全不像膝關節有問題。他拉起褲管，膝蓋前方竟然沒有我熟悉的人工關節手術傷口！取而代之的是雙膝內側有一道淡淡的疤。

大谷醫師很得意地把鈴木先生一系列的 X 光影像秀給我看。

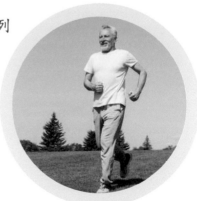

原來他在 60 歲時接受了關節保存手術（高位脛骨截骨矯正手術），拯救了他的兩個膝關節，一直到現在 14 年了，都不需要再動手術，雙腳健步如飛。

高位脛骨截骨矯正手術

鈴木先生接受的手術正式名稱叫做「**高位脛骨截骨矯正手術**」。這個手術以前在台灣曾經流行過一陣子，但後來越來越少做。原因是這個手術難度高，併發症多。

為什麼難度高？因為必須反覆確認矯正的角度，過大過小效果都不佳；鑿骨頭，撐開骨頭，一不小心就變成「骨折」，甚至裂進膝蓋，讓膝蓋提早報銷；過往的鋼板固定效果不佳，鋼板鬆脫後，整個膝蓋都會塌陷。

新科技讓舊技術重生

沒想到近年的新科技讓這個舊技術可以重生！

首先，「**鎖定式鈦合金骨板**」的發明，大大提升固定效果，減少鬆脫，解決了固定不牢靠的問題。手術後也能更早承重，恢復日常生活。

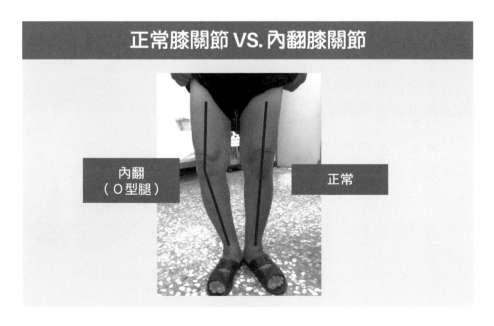

正常膝關節 VS. 內翻膝關節

內翻
（O型腿）

正常

近來，「3D 列印技術」的運用，大幅
增加矯正的準確度，手術時間也縮短至
30 至 40 分鐘。原本該要醫師手術中做
的事情，手術前的模擬軟體都幫醫師
做好了。

術前準備好下半身 X 光片及脛骨斷
層掃描影像，放到模擬軟體中，軟體就會將
影像做 3D 重建。醫師與工程師討論後，在電腦中設
定所有參數，規劃矯正的角度與方向，最後列印出客製化的 3D 手
術導引模板。

手術中醫師只要開個小傷口，將 3D 模板暫時合在脛骨上，順
著上面的孔洞方向及深度切削，依照模板設計撐開骨頭，然後再
打上骨板，手術就大功告成了。

3D 列印技術過去被譽為跨時代的技術突破，相關股票曾經漲
破頭，沒想到只是曇花一現，科技業到現在還沒有找到 3D 列印的
殺手級應用。運用在骨科的截骨手術是少數成功案例，但卻非常
成功。

跨界的創新才能創造出燦爛的火花。醫學與工程的結合，將
手術技術又推進了一大步。

第 3 節 人工關節也可以只換局部？膝關節貼磁磚，治療退化更簡單

> **案例** 手術擺脫關節疼痛，重拾退休規劃的企業老闆

72 歲的陳先生是白手起家的中小企業老闆，年輕打拚事業有成，原本規劃退休交棒後可以雲遊四海，從事自己喜歡的爬山與網球運動，沒想到近幾年卻為膝關節疼痛所苦，檢查後發現有退化性膝關節炎。

陳先生的膝痛經過吃藥打針等保守治療，不見起色，有不少醫師都建議他到大醫院接受「全人工關節置換術」（換關節），但他聽說換完關節後，走路會不自然，而且要休養很久，可能再也不能爬山、打網球，便一直拖著不敢做。

經檢查，陳先生膝蓋退化以內側為主，磨損也僅出現在內側，其他部分軟骨尚稱完好，不需要使用全套人工膝關節，僅需將磨損部分表面處理置換即可。

後來陳先生接受「微創局部人工膝關節置換術」，手術當天下午就能下床行走，傷口癒合後不久即恢復運動，現在已經到處趴趴走了。

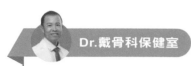

Dr.戴骨科保健室

人工膝關節手術能做局部，就不必做到全套

　　如前述，膝關節的關節面有分內側、外側和髕骨側，檢查若發現 2 個以上關節面嚴重磨損，醫師就會建議換全套人工膝關節；但若僅有 1 個關節面磨損，只需要換局部的人工膝關節即可，就像陳先生後來做的微創局部人工膝關節置換術，不用去做「全套」。

全套與局部人工膝關節術後Ｘ光影像

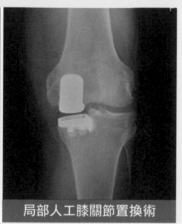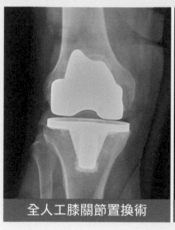

全人工膝關節置換術　　　局部人工膝關節置換術

　　在做這項手術時，醫師會將依照關節面弧度設計的植體，就像貼磁磚一樣把關節墊片貼合在關節面，不僅傷口小，且手術時間短，大約半小時就完成，併發症機會與感染率也極低。

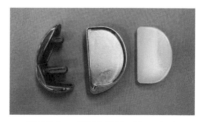

▲ 局部人工關節零組件，由左至右分別為股骨組件、脛骨組件、塑膠墊片。

此外，由於這項手術僅將關節表面磨平，不破壞骨頭及韌帶結構，術後恢復也快。

掃我看影片

▶ **縮時記錄：骨科手術團隊工作現場**

骨科手術室直擊！帶你去看看手術室的工作實況！人工關節手術就是團隊合作的展現。

什麼時候該換人工膝關節？

「家中長輩膝蓋長年疼痛，醫師建議接受人工膝關節置換手術，到底該開還是不該開？」

「長輩很怕手術，消炎止痛藥吃多了，也怕傷胃傷腎又傷身；但是現在不吃藥，走路又很痛，沒有辦法跟朋友一起坐遊覽車出去旅行，開刀手術聽起來很可怕，而且有風險？」

許多膝關節嚴重退化的患者都面臨了開刀與不開刀的兩難抉擇，或許最新的研究結果可以提供您參考。

2015 年 10 月一篇登在《新英格蘭醫學雜誌》（每位醫師聽到都會肅然起敬的世界頂尖權威醫學雜誌）的丹麥研究，將 100 位患有嚴重膝關節炎適合置換人工關節的患者隨機分成兩組，抽到換人工關節的籤，就直接手術換人工關節；抽到保守治療的籤，就接受藥物、復健、適度運動、營養師飲食調整等治療。研究追蹤時間為期 1 年。

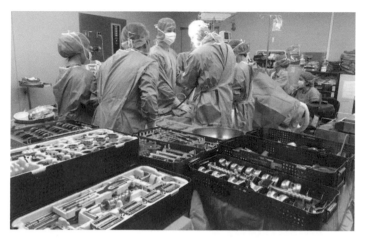

▲ 人工關節置換手術進行的狀況。手術需要專業的手術團隊及全套的醫療器材。

結果顯示，接受人工關節置換的患者，無論是在疼痛的減輕與日常生活功能的改善，都優於保守治療組；生活品質、從事運動與娛樂活動的情形，也明顯優於保守治療組。

但是，接受手術的患者必須承受伴隨的手術風險（**此研究最常出現的併發症是歐美人較常見的靜脈栓塞**）；保守治療的患者若是過度依賴止痛藥，其長期風險可能也不一定比較低。

人工膝關節置換術是一項很成熟的手術，目前美國一年約有67 萬例，台灣一年約有 2.5 萬例。但是需不需要手術，必須依照每個患者的身體狀況以及活動程度來衡量。所以，當您在面臨開刀抉擇時，找一位信賴的醫師詳細諮詢，仔細評估手術所帶來的優缺點，再做決定也不遲！

掃我看影片

▶ **有關節炎就一定要換人工關節嗎？**

人工關節手術一定要做嗎？骨科醫師教你用 3 點原則來做判定。

嚴重退化性關節炎？考慮人工關節手術前需要知道的 8 件事

案例 關節疼痛多年，痛到無法爬樓梯的祝太太

祝太太是一位家庭主婦，她的膝關節疼痛已經非常非常久了，估計至少有 10 年以上。

多年來，祝太太幾乎已習慣與這種疼痛共存，但是最近這一兩年，她感覺到疼痛狀況加劇，嚴重到在家裡面爬樓梯都有困難。

於是她先在住家附近掛號看骨科，醫師檢查後跟她說，以她膝關節退化的嚴重程度，應該要考慮換人工關節了。

祝太太一聽到要動手術，覺得非常惶恐，不知道要怎麼做決定才好。所以，她後來又跑到門診來找我，希望我可以幫助她。

她說自己心中有千百個問題，但是卻不知道怎麼問我，也不知道該從何問起。

「沒關係，讓我詳細的解釋給您聽！」我說。

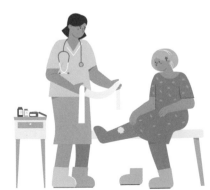

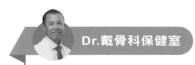
Dr.戴骨科保健室

破除人工關節手術的迷思

在退化性關節炎嚴重到一定程度時，為了增進改善患者的生活品質，幫助他們恢復行動力，醫師通常會建議患者考慮人工關節置換手術。

但是許多患者聽到要「換關節」，就好像天塌下來一樣，直覺反應就是：

「換完關節我這輩子就完啦！」

「換了關節我這輩子就不能走啦！」

「人生變黑白的啦！」

每次遇到這種對人工關節手術有諸多誤解的患者，我總是需要拿起人工關節的模型，詳細解釋清楚。

「換關節」並不是截肢！

事實上，多數患者在接受人工關節置換術後，生活品質都改善許多，原本無法勝任的事情（例如參加旅遊團或出國旅行），手術後經過復健都可以勝任。所以這個手術的目的，正是要幫助患者「增加」行動力，改善生活品質，減少行動限制！

在考慮接受手術之前，您可以事先了解一些事情。下面所列清單是常見的問題，手術前與您的醫師溝通清楚，才能讓手術結果更符合您的期待。

考慮人工關節手術前應了解的問題清單

1. 還有沒有什麼替代的治療方式？

2. 手術時間多久？

3. 怎麼麻醉？半身麻醉還是全身麻醉？

4. 傷口在哪裡？有多大？

5. 人工關節是什麼材質？我有什麼選擇？

6. 這些選擇是包含在健保給付中，還是需要自費？

7. 是使用傳統的手術技術，還是微創的器械和技術？

8. 手術有什麼常見的風險？要怎麼盡量避免？

9. 手術後要怎麼止痛？

10. 手術後多久可以下床活動？可以走路？可以爬樓梯？

11. 要住院多久？

12. 多久可以恢復正常行走？

13. 多久可以恢復工作？

其中我想特別提「手術風險」這件事。

沒有任何手術是百分之百沒有風險的。如果有一位醫師再三強調這個手術「沒有風險」、「百分之百安全」，那我勸您接受手術前要三思。因為這只有兩種可能：一是他視風險如無物，二是他開的手術不夠多。

微創人工關節手術是治療嚴重膝關節炎的有效方式。但是在考慮接受手術前，您還有幾件事必須要先知道：

1. 嚴重關節炎才考慮「人工關節」

退化性膝關節炎的嚴重程度分級可經由X光影像判定，從沒有明顯軟骨磨損到軟骨磨損殆盡分成 0～4 級（**K-L grade 分級**），只有最嚴重的第 4 級和極少數的第 3 級病人需要考慮人工關節手術。

如果自覺已經痛到受不了，X光檢查卻發現關節炎沒有很嚴重，有可能是剛好急性發作。在控制疼痛的同時，也要找找看有無其他原因造成疼痛。早期的退化性關節炎，用人工關節手術治療，滿意度一定不會高。

2. 您有其他的保守療法選擇

如果尚未試過任何保守療法，建議一定要先試試看「人工關節」以外的治療。適度運動、控制體重是緩解症狀最有效的方式；急性發作可以用消炎止痛藥或關節注射來緩解。許多病人也感覺玻尿酸與血小板生長因子（PRP）注射可以明顯舒緩不適。

3. 您有其他的手術選擇

除了「人工關節」，還有其他手術選擇。如果還年輕，或熱愛運動、戶外活動，卻因為〇型腿或創傷使得膝關節內側退化，可以考慮「**高位脛骨截骨矯正手術**」，矯正〇型腿，減輕膝關

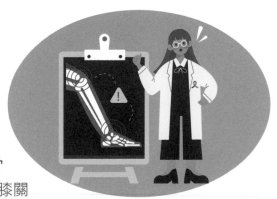

節內側不正常受力，保留自己的自然膝關節。

如果只有內側或外側膝關節受損，則可考慮「**局部人工關節置換手術（UKA）**」，也就是僅處理出問題的部分，保留其他完好的部分以及前後十字韌帶，恢復較快，走路感覺也較自然。

4. 您有不同材質選擇

人工膝關節由 4 個零組件組成：2 個金屬組件，2 個塑膠組件。中間的塑膠墊片有「**一般墊片**」（健保給付），以及「**超耐磨墊片**」（超耐磨高分子聚乙烯襯墊，high cross linked PE，需自費）。無論是用哪一種墊片，手術後的感覺和行動能力不會有差別。但是超耐磨墊片可以減少磨損，理論上可以延長耐久度，增加使用壽命，因此年紀較輕的患者用超耐磨墊片會比較值得。

另有「**Oxinium 氧化鋯股骨頭組件**」，這種陶瓷化的組件具有超耐磨、抗刮損的特性，搭配超耐磨墊片，更能有效減少磨損及微小碎片產生。

不一定每個人都需要使用較昂貴的組件，健保給付的人工關節其實也有不錯的品質，建議與醫師討論後再做選擇。

5. 您不需忍耐傷口疼痛

人工關節手術後，如果疼痛控制得宜，可以早期下床活動，恢復會比較快。

除了醫師在手術中會在關節處施打「**雞尾酒止痛配方**」外，手術後也會使用口服及針劑止痛藥。另有**周邊神經阻斷術、自控式止痛裝置**也都是控制疼痛的好武器。

「忍耐疼痛」並不是一個好策略，用各種方法積極控制疼痛，已被證實能加速恢復，減少併發症產生。

6. 手術後需要休養與復健

雖然人工關節是一項很成熟的手術，使用微創的方式，傷口也較傳統手術小很多，但是畢竟傷口在膝蓋，走路或移動時都會拉扯到，手術後也會腫脹，所以還是需要一定的休息，不能過於逞強。

手術後建議暫時拿助行器、拐杖等輔助工具，以避免跌倒。傷口癒合約 2 週，周邊軟組織恢復約需 4 至 6 週，期間可以活動，但不宜太過操勞。

初始復健動作請參考第 3 章第 8 節的「強化關節基礎 6 式」。復健的方向以增強肌力與增加活動角度為主，可以經指導後在家自己練習，或尋求物理治療師專業支援。

掃我看影片

▶ 膝關節術前復健這樣做

人工膝關節「手術前」就要開始復健?!【人工膝關節手術術前復健的 3 個動作】ft. 劉櫂緯物理治療師

掃我看影片

▶ 人工關節術前須知

微創人工關節手術是治療嚴重膝關節炎的有效方式，可以讓病人疼痛大幅減輕，恢復行動能力。但是在考慮接受手術前，您有幾件事必須要先知道！

7. 只要是手術就有風險

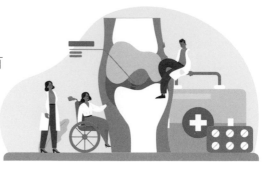

任何手術都不可能「沒有風險」，即使是人工膝關節這麼成熟的手術亦然。可能的風險包括傷口感染、癒合不良等手術風險，還有和本身身體狀況以及麻醉相關的風險。決定手術時，須和您的醫師討論風險相關議題，手術前需要接受「術前健康狀況檢查」，在風險最低的情況下接受手術。

8. 選擇有經驗的醫療團隊

已有許多國際上的研究報告證實，執行人工膝關節手術較多的醫院和醫師，併發症機率較低，手術的結果也較好。這個手術並沒有急迫性，可以選擇您信任的專業醫療團隊，與醫師在手術前充分討論，或者多詢問一兩位不同醫師的意見再做決定。

以上就是在接受人工膝關節手術前，您需要知道的 8 件事。充分了解目前病況、治療的選擇，決定手術時與您信任的醫師充分討論，才能創造醫病互信、滿意的結果。

微創人工關節手術與住院的流程

人工關節手術是行之有年的手術，大多數患者住院的整個過程都很固定，不像其他疾病住院後要隨時依病情變化做調整。因此，很多醫院的人工關節手術過程，就像是工廠生產線，已經發展出一套固定的「流程」。

手術固定流程有什麼好處呢？主要是可以確認「該做的都有

做」，團隊醫療人員（包含醫師、護理師、物理治療師等）也都熟悉整個過程，不會因為某個人突然請假，整個治療就會改變。

許多研究顯示，執行手術量高的醫師與醫療機構，其手術結果可能較好，併發症也比較少。這其中原因不一定是醫師的技術高超，而可能是整個治療流程都固定下來了。

醫策會近年也發展出「關節置換」（Joint Replacement）的「疾病照護品質認證」，針對各醫院照護團隊提供高水準之品質認證。希望透過品質認證、良性競爭，讓民眾安心享有可近性的醫療服務，並建立民眾的信賴與認同感。

掃我看影片

▶ 人工關節手術去哪做？

醫策會網站：通過「關節置換」疾病照護品質認證的醫療機構表單檢索。

以成大醫院為例，以下為典型的人工關節手術住院流程：

門診諮詢	醫師會根據您的情況，與您討論手術的必要性，並詳細解說手術過程。建議您可以事先將您的疑問寫下來，於門診時諮詢。
手術預約	決定手術後，醫療團隊會安排您預約住院日期及手術前檢查，年長或者有心臟病史的病友，可能需加做心臟超音波。其餘依個別狀況安排。
術前檢查	手術前檢查包含X光、心電圖及抽血檢驗等，以確保手術安全。住院時請攜帶個人用品以及目前所有使用中的藥物。手術前須要禁食（依醫療團隊指示，通常為6至8小時）。
麻醉訪視	住院報到、檢查後會安排術前訪視門診，由麻醉科醫師為您說明麻醉與多模式止痛相關事宜。

手術當天	手術時間約40至50分鐘。加上手術前的準備（確認身分、麻醉與消毒約1.5小時）、手術後於恢復室觀察（1小時），時間共約3至4小時。
術後止痛	醫師會開立止痛藥物。您也可以諮詢麻醉科醫師，選擇自費使用多模式止痛。
術後活動	麻醉退了就可以下床活動。在傷口疼痛可以控制的情況下，越早下床恢復越快。建議使用助行器以避免跌倒。※初始的復健動作請參考本書第3章第8節「強化關節基礎6式」。
出院返家	用助行器走得穩且疼痛減緩即可返家休養。一般術後約需住院1至3天。出院時會帶藥回家，並安排好回診時間。
門診追蹤	術後2週須回診檢視傷口。傷口癒合後就可以淋浴。術後1個月須回診照X光檢查。
復健時程	走得穩即可放掉拐杖。上下樓梯並無限制。騎腳踏車、機車、開車約需1個月。（依個人狀況而定，以安全為主。）

※ 註1：以上僅為典型的人工關節手術住院流程。醫師遇到每個人的情況不同，會做適當的安排。住院天數的長短也會調整。

※ 註2：「多模式止痛」是指同時綜合各種不同的方式來減少術後疼痛，包含手術前給藥、麻醉方式優化、神經暫時阻斷術、關節內注射以及手術後埋管局部注射、手術後口服藥等，以減少單一止痛藥的使用量，降低藥物可能造成的副作用。

全人工膝關節手術流程

依照微創手術的原則，醫師在手術過程中會盡可能減少傷害膝關節周邊的軟組織。手術開始時，會在膝蓋前方切一道傷口，翻開髕骨進入膝關節，接著清除周邊已經破損的組織並且移除骨刺。骨

頭表面需要依照人工關節的形狀來做切削，讓人工關節隨後能順利卡到骨頭上。大部分的人僅需要移除骨頭表面的一層骨薄片。

醫師會在手術前再次閱讀 X 光影像，並且在手術中決定人工關節所有零組件的大小型號。決定好人工關節大小之後，醫師會用骨水泥把人工關節黏在骨頭上。部分型號的人工關節可以直接卡在骨頭上面，不需要使用骨水泥黏接。

通常手術室都會備有各種大小不同型號的人工關節零組件，讓醫師可以在手術中隨時微調決定。所以很多人也笑說，開人工關節的手術室堆滿了各種器械與零組件，就像是鐵工廠一樣。或許是因為我小時候特別喜歡組合樂高玩具，長大以後老天爺就賜給我這一份工作。

人工膝關節手術的步驟說起來很直觀、簡單，但是要如何正確地切削骨頭以及擺放人工關節，靠的就是醫師的技術與經驗。如果不是太複雜的案例，通常有經驗的醫師都可以在 1 個小時內完成手術。

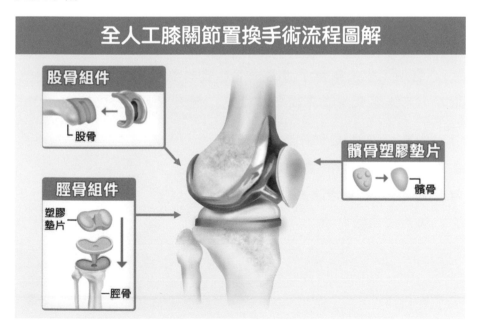

第 5 節 什麼季節最適合做人工關節手術？

案例 **宜動刀的「好時節」也是因人而異**

「醫師，我想要在七月安排手術，我有個女兒在學校當老師，說如果手術能排在暑假期間，照顧我會比較方便。」陳太太說。

「醫師，我再忍耐一下沒關係，我想等農曆七月過後再來手術。」做什麼事都要翻農民曆看日子的劉太太說。

「醫師，我想要年底來手術，這樣比較不會那麼熱！」怕流汗的李先生說。

「醫師，冬天穿裙子容易感冒，我想要等天氣暖和一點再來開刀，不然穿脫褲子不是很方便。」怕冷的周太太說。

其實人工關節手術並沒有最恰當的時機和季節。只要自己心理調整好了，後續的照顧安排好了，就是最佳的時機。

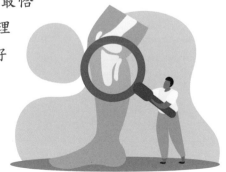

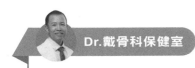

進行人工關節手術前，還有哪些考慮因素？

人工膝關節與髖關節置換手術通常不屬於緊急手術，所以患者往往可以與醫師討論後再決定手術時間。

是否有一個「最理想的季節」進行人工關節手術呢？以下是一些考慮因素，幫助您與骨科醫師討論後做出決定。

◎季節與手術的問題

許多人認為冬季是進行手術的絕佳時間，原因是台灣各地的天氣型態濕熱，只有冬季比較乾爽（部分地區除外）。

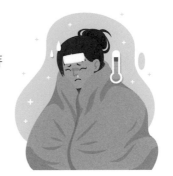

有人刻意安排在夏季或暑假期間手術，則是考慮到照顧者請假可能會比較容易。

然而，在冬季進行全膝關節置換手術後，仍需要去醫院回診，還是要在寒冷的冬天出門。當您開始活動身體時，如果家中沒有達到舒適的溫度，肢體會更容易僵硬，改善循環可能需要更長的時間。

在夏季，手術後需要保持房間涼爽，悶熱的房間會使您容易流汗，影響手術傷口癒合。手術後也可能因為夏季高溫而不想到室外活動。

211

由於以上這些考慮因素，使春季和秋季成為進行人工關節手術的最佳時間，天氣不會太冷也不會太熱。

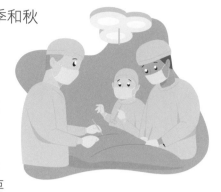

不過，台灣的天氣不像歐洲或美國等高緯度地區四季分明，氣候變化大，在考量手術時，天氣這個因素在台灣就顯得沒有那麼重要了。根據我自己的經驗，台南地區四季如夏，氣候穩定，考量天氣的患者也比較少。

◎其他考慮因素

在安排全膝關節置換手術或其他手術時，需要考慮的不僅僅是季節，其他因素包括：

① 主要照顧者什麼時候可以陪伴並幫助您進行日常活動。

② 您什麼時候可以從工作中獲得足夠的休假時間。

③ 您什麼時候可以處理完生活瑣事（*兒女嫁娶、準備過年、家族聚會……等*），專注於手術後的恢復。

④ 您的骨科醫師什麼時候有空。

大約 80% 的人工關節手術集中在 20% 的骨科醫師身上，手術房的時段就是一個蘿蔔一個坑，記得一定要提早預約安排，而不是痛得受不了才急著加掛請醫師盡快安排手術。

人工關節手術前有哪些抗凝血藥物需要暫停使用？需要暫停多久？

「手術前通血路的藥是不是先停掉？」

這是在門診常常被問到的問題。

關節退化的年長者不乏患有心血管疾病，正在服用「通血路」藥物的患者，這些藥物對於心血管有保護的作用，可以避免心臟病、中風等悲劇發生。雖然現在微創人工關節置換手術已經大幅減少失血量和併發症，有些藥物在手術前仍要考慮停藥。

值得一提的是，抗血小板藥物阿斯匹靈（Aspirin）有心血管保護的效果，對於手術患者的保護效果亦被證實，且可以有效預防人工關節手術後出現肺栓塞這個嚴重的併發症，目前較新的觀念是認為可以不用停藥。詳細狀況需與您的醫師商量後做決定。

停藥與否的考量，在於取得好處與風險之間的平衡。這些藥物可以保護心血管，但是手術時卻會增加出血的機會。每一個病患需要個別考量，請務必諮詢您的開藥醫師以及幫您執刀的骨科醫師。

掃我看影片

▶ **人工關節手術之前的停藥建議**

常見的抗凝血及抗血小板藥物在人工關節手術（含膝關節、髖關節）之前的停藥建議。

減少手術恐懼與壓力：人工膝關節手術後的止痛方式

案例 **懼怕手術，超級怕痛又焦慮的劉阿姨**

「醫生，我真的超怕痛的，人工關節手術後傷口是不是會很痛？」

「人工關節手術就跟其他手術一樣，手術後傷口確實會腫脹疼痛。不過您不用太擔心，這些不舒服不需要忍耐，都有辦法處理的。我們醫療團隊會盡量把疼痛控制在您能夠忍受的範圍，讓您可以盡快開始復健活動，這樣恢復才會快！」我向怕痛又焦慮的劉阿姨說明。

Dr.戴骨科保健室

減輕術後傷口的疼痛可以從多方面著手

人工關節手術對於嚴重膝關節退化的治療效果非常好，不但能矯正日益變形的雙腳，也可以解決大部分的疼痛，讓患者重拾生活品質。尤其微創手術技術的引進，更讓手術後的恢復加速許多。但是仍有一些患者懼怕手術，原因在於手術後傷口的疼痛。

任何手術，只要有劃開傷口，術後必然伴隨疼痛產生。現今

的觀念認為：**做好術後止痛，讓患者早一點下床活動、復健，不但可以加速恢復，也可以減少併發症產生。**

手術後的止痛必須要從多方面來著手，如果單純使用止痛劑，在劑量較高的情況下，會產生較多的副作用（噁心、嘔吐等）。

現代的人工關節止痛策略以**「多重模式疼痛控制」**（multi-model pain control）的概念為核心，大概有以下幾種方式：

1. 微創手術的概念

手術傷口大幅縮小，由傳統手術 15 至 20 公分的傷口縮小成 6 至 10 公分左右，大大地減少皮肉痛。另外，減少大腿肌肉（股四頭肌）的切開與剝離、減少骨頭切削、避免在骨髓腔鑽洞，也是加速恢復、減輕術後疼痛的重要技巧。

2. 關節內注射止痛藥

手術即將完成時，醫師會在關節內注射多種藥物，讓藥物留在膝關節腔中局部作用，包含消炎止痛藥、止血藥物，可以減輕術後疼痛。此外，施打止血藥物減少出血、減少血腫發生，也可以進一步降低疼痛。

3. 周邊神經阻斷術

醫師（通常是麻醉科醫師）會在手術完成後，立刻於開刀側的大腿上多打一針局部麻醉劑（注射於股骨通道或是內收肌通道，由於當時麻醉還沒退，所以注射時也不會痛），短暫麻痺傷口附近局部神經約半天至一天的時間，大幅減輕術後麻醉消退之後的疼痛。

雖然這一針的效果僅能維持半天至一天，但是手術後最痛的時間就是當天晚上至隔天早上，這一針剛好能讓患者在晚上不至於痛到睡不著覺，可以在手術後第一個晚上好好休息，恢復體力。疼痛減輕後，回病房需要再注射止痛劑的機會減少了，發生噁心、嘔吐的副作用也可以相對減少。

> 在藥物作用的時間，大腿會稍感無力，
> 萬一真的要下床，一定要避免跌倒。

4. 手術後口服與注射消炎止痛藥

手術完成回到病房後，醫師會開處方消炎止痛藥（可能是口服藥、針劑，或是皆有），若仍感覺疼痛難忍，可以請醫師調整劑量或在疼痛發作時額外使用增加劑量（打止痛針）。不過施打後，等到藥物作用，可能至少要 30 分鐘以上。

5. 病患自控式止痛

這是一個微電腦機器，連接點滴管。只要感覺疼痛，壓下手邊的按鈕，止痛藥就可經由點滴管滴入身體，迅速達到止痛效果。

這種止痛裝置使用時機大多是手術後 2 至 3 天內，按鈕由病患自己控制，非常方便，可以大幅減輕病患與家屬的緊張和精神壓力。麻醉科醫師會針對不同人的需求，設定安全劑量與鎖定時間，若在特定時間內不慎按太多次按鈕，劑量也會有一個上限，不用擔心藥物過量，安全又可靠。等到裝置移除，疼痛減輕後，就可以改用口服止痛藥出院。

醫護團隊會一直不斷致力於改善手術前後的舒適性，降低患者的恐懼與壓力，讓更多人可以得到更好的治療。

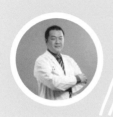

何旭育　撰文

草屯佑民醫院關節重建中心主任

ERAS 怡樂適——術後加速康復療程

　　手術與麻醉，就像要將生命交予一群陌生人操控，睡著後的無能為力，使大家對於手術與麻醉都有許多的害怕和疑慮，不僅害怕手術過程的不確定性，擔心手術及恢復的過程充滿痛苦，也擔心手術後自己的狀況是否能改善，更害怕術後有併發症，總想著是否還有更好的選擇。這些情緒，使患者心裡對於手術充滿排斥。

　　在 1997 年，丹麥教授亨利‧凱利特（Henrik Kehlet）首次提出「怡樂適」理念（ERAS, Enhanced Recovery After Surgery），並在臨床中應用，提供病人整合性的照護，以幫助病人在面對重大手術時，可以減少恐懼，更有信心完成治療，及早回到正常生活，減少術後併發症的發生。此外，也透過大數據研究，大量運用經實證醫學驗證過的治療方式，大幅提升手術麻醉安全及病人術後恢復品質。

術前優化 積極備戰 **Preparation**	術中麻醉 優化治療 **Optimization**	術後恢復 主動康復 **Enhancement**

　　過往的研究顯示，遵循「怡樂適」理念安排手術的照護流程，可以減少住院天數與手術併發症。以下是「怡樂適」理念在人工關節手術照護的運用：

217

術前優化‧積極備戰

● **不了解的東西，請問清楚**：針對手術的過程、使用醫材、醫療費用、住院與手術流程，以及本身的期待，應詳細與醫師討論。若有疑慮，也可以再找另一位醫師諮詢，獲得第二意見。

● **跨科別協同照護**：在手術前後，透過各科別相互支援，找出對患者最適合的手術療程。例如：**麻醉科**針對患者的過去病史與當下的心跳、血壓，安排適合的藥物及足夠的麻醉深度；**骨科、復健科醫師或物理治療師**針對患者手術會影響的肌肉群，事先給予強化，使術後復健可以順利進行，同時於術前針對肺部功能做加強，使術後肺塌陷及咳痰得到改善；**營養師**針對患者身體狀況，設計足夠熱量及蛋白質的餐飲，使手術傷口能順利癒合，並且增強體力。透過跨科別的協同照護與諮詢，減少術前準備和術後恢復的不適，幫助患者加速恢復身體機能，進一步降低手術併發症發生的風險。

● **縮短術前禁食時間**：長時間禁食及手術前的心理壓力，可能會使胰島素作用減少，增加發炎反應。但是為了手術安全，避免嘔吐和嗆咳，適當時間的禁食是有必要的。

目前已知固體類食物及乳製品需要約 6 小時來進行胃排空，但清流質碳水化合物飲品（*糖水、運動飲料、清澈果汁*）只需 2 小時就可排空完畢。「怡樂適」的概念認為，手術前一天晚上可以補充 800 毫升的清流質碳水化合物飲品，而術前 2 小時可以再補充 400 毫升的清流質碳水化合物飲品，使患者在術前不用特別挨餓，也不會因為挨餓而緊張焦慮。

註：並非所有醫院都是這樣做，實務上也無法總是知道確切的「手術開始時間」。禁食開始時間請務必遵照醫師指示，確保手術與麻醉安全。

術中麻醉・優化治療

● **精準腦波麻醉深度監測**：即時監測大腦腦波的電氣活動，客觀判斷麻醉深度是否適當，將氣體麻醉藥物降到最低，減少術後噁心嘔吐現象以及年長患者產生認知功能障礙，加速術後病人甦醒。

● **多重模式疼痛控制**：又叫「多模式止痛」，是指利用多種止痛方式（手術前、中、後給藥，關節內注射、神經阻斷……等）來達到降低手術中與手術後所造成的疼痛。這個方式已被證實能提供足夠又安全的止痛照護，減少因疼痛控制不佳，造成術後生活品質下降及功能回復受限等問題，又能減少使用嗎啡類止痛藥劑量，改善術後噁心嘔吐的副作用，避免延長住院天數、延遲術後恢復。

● **體溫恆定**：手術室為了減少感染風險，一般會將環境溫度控制在 18 至 22℃ 左右，若是手術過程沒有適當保溫，常會造成患者體溫過低，心臟血管意外增加，以及凝血功能不佳、術後傷口感染、延遲藥物代謝等問題。因此，術中體溫維持在 36℃ 以上，能減少手術併發症產生。

● **體液調節**：適當調控輸液的給予，減少輸血。術後盡早恢復經口進食，使腸道蠕動改善，讓身體自行攝取需要的水分和營養，增強體力，促進排便。

術後恢復・主動康復

● **術後噁心嘔吐預防**：術後的噁心嘔吐不僅使患者有顯著不適，嚴重的甚至會導致脫水、電解質不

219

平衡、吸入性肺炎、傷口裂開等，因此預防手術後噁心嘔吐，也能改善術後恢復的品質。使用多種止吐藥物配合，減少腸道不適，可以使患者盡早從口進水進食，滿足身體及心理的慾望，可提高患者離床意願。

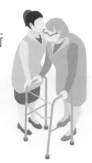

●**麻醉反轉劑**：減少術後肌肉無力症狀，可以盡早離床活動，改善肺部呼吸力量，增加咳痰能力，減少術後肺塌陷的機會，避免肺炎。

●**盡早下床活動**：在安全的前提下，盡早下床活動，可以減少併發症的風險，加速恢復的過程。

目前許多醫院都已經將「怡樂適」的概念納入人工關節手術照護的流程當中，以確保病人可以早期下床，快速恢復。不過每個醫院的人力資源、硬體設備與制度都不同，有些藥物與耗材也不在健保給付範圍，因此各家醫院所提供的照護流程會有差異。

不變的是，每一個醫療團隊都會希望每位病人順利且快速恢復。決定手術之後，請配合醫療團隊的指示，一起努力讓手術順利，也幫助自己快速恢復。

掃我看影片	▶ **術後加速康復療程**
	加速恢復！ERAS 人工關節手術後加速康復療程（怡樂適 ERAS 療程）。ft. 佑民醫院關節重建中心何旭育醫師

第 7 節 開完人工關節手術出院後，腳還是腫的，這是正常的嗎？

案例 **開完刀練走路被自己腫腫的腳給嚇到！**

「怎麼已經開完刀 2 個禮拜了，腳看起來都還是腫腫的。而且上禮拜還出現一大片瘀青，嚇死我了！」

「為什麼我只要一下床復健，練習走路，腳就會腫起來？」

「怎麼開完刀 2 個月了，右腳看起來還是比左腳腫呢？」

Dr.戴骨科保健室

術後肢體為什麼會腫脹？消腫的 6 個方式學起來！

這是在門診很常聽到的問題。無論是人工膝關節手術、人工髖關節手術，只要是下肢的手術，術後下肢腫脹是很常見的情況。其實這些情況大多數是不太需要擔心的。

◎手術後腫脹是必經之路

手術後肢體進入修復期，一開始會有適度的發炎反應，帶來

生長因子啟動修復。這時候血管會比較擴張，組織間液會變多，這就是術後肢體腫脹的原因。

以人工關節手術來說，通常手術後 6 天內會比較腫，而且 6 週內只要下床活動就會腫，腫脹的情況要到 6 個月左右才會完全消失。

◎需要注意的 2 個狀況

雖然腫脹大部分都是必經的路程，但是有兩種情況發生時可能會需要提早回診（很少發生）：

① 整個小腿或下肢皮膚腫得發亮，而且連不是手術部位都會疼痛（例如小腿肚一捏就痛），這時就需要擔心是不是血液循環不良造成血栓，需要回診。

② 傷口狀況惡化，比起出院時變得更紅更腫，甚至流湯流膿。這可能是感染的現象，也需要盡早回診處理。

◎消腫的 6 個方式

如果想要緩解不適，讓手術肢體不要那麼緊繃，可以嘗試用些方法來幫助消腫：

方式 1　抬高下肢

休息時把腫脹的下肢抬到比心臟高，促進血液回流。至少坐著時不要把腳垂到地上，可以拿張凳子把小腿平放在上面。

#方式2 冷敷

活動過後，可以用涼涼的冷敷袋來冷敷腫脹的下肢15至20分鐘。注意不要用冰塊冰敷，否則一旦拿掉冰敷袋，血管會反應性的擴張，反而會紅紅的，看起來比原來更腫脹。

#方式3 踝關節幫浦運動

有空就多做，次數不限！腳板反覆進行上翹以及下踩的動作。（詳細做法請參考第146頁），藉由小腿肌肉的收縮促進血液回流，能有效達到消腫和避免血栓的目的。

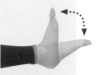

方式4 穿著彈力襪

有一些醫療級彈力襪適合在下肢手術後穿著，穿著彈力襪加壓小腿與大腿也可以促進血液回流。

方式5 消炎止痛藥

醫師通常會開立消炎止痛藥或是消腫的藥物，減緩手術後肢體的不適。如果因為過敏、胃潰瘍、腎臟病等原因不能使用消炎藥的患者，要有心理準備可能會腫比較久。

#方式6 物理治療

可以找專業的物理治療師做物理治療，有些手法可以幫助消腫，緩解不適，例如淋巴引流、軟組織鬆動等。

老話一句，如果不確定自己手術部位的腫脹情況是否在合理範圍，是否需要處理，請一定要尋求專業醫療人員的意見。

開完人工關節手術後通過機場安檢會嗶嗶叫，怎麼辦？

> **案例** 擔心手術後無法過安檢出國顧孫的王太太

王太太開完人工關節手術，恢復得不錯，行動能力與日常生活功能都較手術前改善不少。

最近她終於鼓起勇氣，準備搭飛機去探望住在瑞士的女兒與外孫。不過，行前鄰居卻跟她說了一個「壞消息」，讓她非常緊張，擔心會飛不出去。

「人工關節可能會無法通過海關安檢，會嗶嗶叫，到時候會無法搭飛機喔！」鄰居說得跟真的一樣，還叫她一定要來找醫師開診斷證明書才能出國。

 Dr.戴骨科保健室

人工關節手術後，如何順利通過機場安檢去搭飛機？

事實上，像王太太這樣植入了人工關節的病人，在機場安檢時確實會觸發機場安檢金屬偵測器，不過也不用太過緊張，金屬偵測器的目的在於找出對飛行安全有危害的東西，例如刀、槍等，

並非身上有金屬物質就無法通關。就像皮帶扣、鑰匙扣和智慧型手機等金屬物品，可能會在機場安檢時觸發靈敏的金屬偵測器，許多骨科植入物也可能會觸發金屬偵測器。人工膝關節和人工髖關節置換植入物當然也可能會觸發機場金屬偵測器。

◎不需要開診斷書或任何證明

但是不需要像王太太的鄰居說的那樣去找醫師開診斷證明。如果您身上有金屬植入物，只要在安檢開始前主動告知安檢人員，曾經做過髖關節或膝關節置換手術，並指出植入物的位置。那麼您將會被指示通過全身掃描機器，或者接受搜身檢查。

其實許多人更喜歡接受全身掃描，以減少需要進行搜身的可能性。但即使您通過全身掃描機器做了檢查，安檢人員可能仍需要搜查您關節周圍的區域。建議您在人工關節手術後搭機旅行時，額外安排一些時間進行機場安檢，以確保更愉快的旅行體驗。千萬不要因害怕安檢而取消旅行計畫，因為人工關節手術的目的就是要讓您可以行遍天下，完成夢想。

◎可以事先寫好溝通小卡

如果擔心出國後語言不通，與安檢人員溝通會有障礙，建議您不妨事先寫好或記住以下幾個人工關節手術的中、英文名稱，以便溝通。

英文名稱	中文名稱
Joint replacement surgery	人工關節置換手術
Total knee arthroplasty （或Total knee replacement）	全人工膝關節置換手術
Total hip arthroplasty （或Total hip replacement）	全人工髖關節置換手術

接受人工關節手術是否可以幫助減重？

大家或許都知道肥胖的人較容易有髖關節或是膝關節退化問題，而減重與適度運動是預防退化性關節炎最好的方式。但是現實生活中卻最常聽見患者抱怨：「我因為關節發炎疼痛，無法運動，一直都瘦不下來！」

讓我們來思考一下這個假設是不是真的。目前微創人工膝關節或髖關節置換的技術已經成熟，患者術後滿意度高，可以有效解決疼痛問題，讓患者恢復行動及運動的能力。所以，為了促進健康而有意願想運動，但過去卻苦於關節疼痛無法運動的人，似乎手術後應該可以增加運動量，恢復更健康的生活型態，也有可能進而減重成功？

2015 年 6 月骨科國際期刊《*JBJS*》針對這問題有一篇有趣的研究結果。這個研究蒐集追蹤了 3,893 個接受人工髖關節手術的患者和 3,036 個接受人工膝關節手術的患者，術後兩年體重變化。

研究發現大多數人體重維持不變！約七成的人體重維持不變，少數人體重反而上升，而這些體重上升的人最後的臨床結果較差！

文章中也提到，這些患者中以女性較有可能減重成功，原本就比較胖的人在手術後體重減輕的機會也比較大；而接受人工膝關節置換術的患者較接受髖關節手術的患者成功減重機會高。

這個研究告訴我們什麼？真心不想運動時，你就會有 100 個藉口不運動。減重與運動是一種生活習慣與健康態度的養成。還是老話一句：「今日不養生，明日養醫生。」

人工膝關節手術後可以打高爾夫球嗎？

所有的運動，都會對人工關節造成大小不等的壓力。比如騎單車對於人工關節的壓力小；而跑步或打網球對人工關節的壓力就比較大。打高爾夫球時，揮桿的瞬間也會對人工膝關節帶來壓力與扭轉的力量。

2017 年一項回顧研究得出結論：「接受全髖關節、膝關節或肩關節置換術後，可以安全重返高爾夫球場。」

雖然高爾夫球運動有可能會加速磨損人工關節，但是現今植入物材質的改善，例如超耐磨的塑膠墊片以及陶瓷化人工關節，可以有效改善此一問題。

何時可以重返球場？

在揮桿時，前膝（如果是右撇子就是左膝）會承受較多的扭轉與壓力。如果右撇子的左膝接受人工膝關節置換手術，則恢復上場打球的時間會相對較右膝拉長。一般重回球場的時間約需 2 至 3 個月。如果是後膝接受手術，不痛就可以去打球了。

過去我也看過換完雙膝人工關節沒幾天就跑去打球的患者。每個人的狀況不同，請務必與您的醫師或物理治療師討論。

事實上，揮桿擊球的力量主要來自於骨盆、脊椎與肩膀三者的旋轉。膝關節的旋轉其實很少。如果原本動作就很標準，手術後回到場上的時間就能縮短。不過，在重拾球桿前，有些事情您需要先知道：

重返高爾夫球場的注意事項

1. 在打球前後進行輕柔的移動練習和低強度的阻力練習，減少僵硬並保持力量。特別是練習骨盆、脊椎和肩膀旋轉。這些練習可以減少揮桿過程中膝關節的壓力。此外，加強臀部肌肉與核心的鍛鍊，有助於增加高爾夫揮桿力量和穩定性。

2. 從練習場出發，以切球和推桿等短距離擊球開始，直到您對身體可以承受的範圍感到更加舒適和自信，才開始進行半揮桿或四分之三的揮桿。

3. 全揮桿時，盡可能接近「經典的高爾夫揮桿動作」（如前述，以骨盆、脊椎與肩膀三者的旋轉來擊球），可以降低受傷的風險。

4. 可以考慮較「開放式」的站姿，即前腳向外旋轉，腳尖稍微朝向球飛行的方向，以減少揮桿時膝關節的旋轉力道。

5. 如果您穿鞋釘，請使用軟釘高爾夫球鞋，減少膝蓋上的旋轉力道。

6. 手術後，初期下肢較易腫脹，尤其是久站或較長時間步行之後。因此最初返回比賽時，建議使用高爾夫球車，再逐漸增加球洞之間的步行次數。

7. 在打完一輪高爾夫球後，使用冰塊冰敷，以減少腫脹和疼痛。如果運動完感到疼痛超過 2 小時，表示已超過身體的負荷，需要調整運動計畫，放慢步調。

8. 如果在比賽中膝蓋受傷，或開始感覺到疼痛，請立即停止比賽。休息後，如果問題仍然存在，請盡快去看醫生。

人工關節感染：一場骨科醫師與細菌的戰爭

案例 膝關節術後傷口化膿，清創不見改善的張女士

三年前，張女士在中部一間醫院接受人工膝關節置換手術，但三個月後傷口出現化膿的現象，即使經過清創手術仍不見改善。

根據專業判斷，像張女士這樣的感染情況，無法單靠藥物或者清創手術解決，至少必須要以「兩階段手術」來處理。

 Dr.戴骨科保健室

人工關節感染的處理手術分為兩個階段

人工關節感染是骨科醫師及病人最不想遇到的事。根據統計，由於無菌技術的進步，人工關節手術感染的機會已經非常非常低。一個合格的執行醫院，其感染率要低於百分之一，才算符合先進國家的標準。

然而，人工關節感染機率雖低，一旦發生，處理過程就會比較麻煩。張女士就是這樣的例子。

◎第一階段是「清理戰場」

　　小心移除人工關節，避免傷害到周圍的骨頭。移除後將剩餘的感染組織仔細清除，解送到細菌室化驗感染的菌種。

　　此外，醫師會使用「骨水泥」添加適當的抗生素，糊在關節處。然後在接下來的數天到數週，骨水泥會慢慢釋放抗生素，進一步殺死殘餘的細菌。

　　患者可能須住院持續施打抗生素 2 至 4 週，至於時間長短以及用藥，則需要依感染的嚴重程度和菌種的強度來判定。

◎第二階段是「重建家園」

　　第一階段將感染控制下來後，通常會讓患者回家休養，再吃一陣子口服抗生素，將細菌餘黨剿滅殆盡。同時也觀察感染是否有可能復發。

　　確定敵人已清除乾淨後，才是重建家園的開始。醫師會重新植入新的人工關節，還給患者一個嶄新的人生！

　　張女士在重新植入人工關節後，很幸運恢復得很快，感染也沒有再復發，又可以跟著家人一起出國旅行了！

　　人工關節感染的治療過程，對醫師來說是一項考驗，對患者來說也是一個辛苦的過程。

預防重於治療。

　　除了慎選信任的醫療院所外，個人的衛生習慣也非常重要。保持身體清潔，注意口腔衛生，有傷口就要立即處理，可以有效降低感染風險！

人工關節感染，急性慢性不一樣

人工關節感染雖然發生的機會很低，但是處理起來卻非常棘手。每個病人的情況不同，致病菌不同，醫生會考量不同的方式來處理。

人工關節的感染主要分成急性與慢性兩個大類：

	急性感染	慢性感染
致病時程	手術後1個月內	手術後2至3個月後
症狀表現	急又快，紅腫熱痛	慢性疼痛，腫脹
致病菌種	大多是致病力比較強的菌種造成，例如金黃色葡萄球菌，或者是一些革蘭氏陰性細菌	大多是致病力比較弱的細菌，例如表皮葡萄球菌
生物薄膜（Biofilm）	未形成生物薄膜	已有生物薄膜，治療較困難
手術處理	清創處理，有機會可以保留人工關節	通常需要移除人工關節，治療好後再重新安裝

致病時程

急性人工關節感染大多發生在手術後 1 個月內；慢性人工關節感染則大多是手術後 1 個月後發生，也有人說是 2 個月或 3 個月。

症狀表現

急性人工關節感染的症狀發展得比較快，病人通常會在症狀出現後 3 週內就會就醫；慢性的人工關節感染通常會比較慢。

急性人工關節感染的病人通常會有急性的疼痛、發燒，整個關節紅腫，手術傷口甚至還會有一些分泌物。

慢性人工關節感染的病人大多是長期的疼痛，而這個疼痛並不劇烈。就醫後照 X 光，人工關節可能會有鬆脫的現象。長期感染之後，皮膚甚至會破出一個洞，有分泌物或者是膿流出來。

致病菌種

急性人工關節感染大多是致病力比較強的菌種造成，例如金黃色葡萄球菌，或者是一些革蘭氏陰性細菌（大腸桿菌、綠膿桿菌等）。

而慢性人工關節感染的致病菌種，大多是一些致病力比較弱的細菌，例如表皮葡萄球菌。但是致病力比較弱，並不代表比較好對付。具有抗藥性的菌種常常都殺不死，就一輩子存在病人的體內，反反覆覆發生感染。

生物薄膜（Biofilm）

生物薄膜是細菌分泌的一些物質，可以把自己覆蓋住，等於是自己的金鐘罩鐵布衫，能夠抵抗抗生素以及其他殺菌劑的進攻。細菌躲在其中，可以休眠，活得更久，造成治療上的困難。

急性的人工關節感染中，細菌尚未有成熟的生物薄膜產生。但在慢性的人工關節感染中，細菌附著在人工關節表面之後，往往已經形成了很強大的生物薄膜。

手術處理

急性的人工關節感染，如果能早期發現，加上積極的手術清創處理，有機會可以保留人工關節，不需要移除。

而慢性的人工關節感染，除了手術清創以外，也需要移除所有的人工關節零組件。（因為單純的清創手術通常不可能完全清除所有的生物薄膜和躲在裡面的細菌。）感染治療完全之後，才能再放置一組新的人工關節。

掃我看影片

▶ **棘手的急性與慢性人工關節感染**

人工關節感染處理起來非常的棘手。每個病人的情況不同，致病菌不同，醫生會考量不同的方式來處理。

哪些情況容易造成人工關節感染？

哪些人的人工關節比較容易受到感染？下面讓我們來看看人工關節感染的危險因子有哪些：

肥胖

肥胖的人不但比較容易關節退化，換了人工關節之後，感染的可能性也比較高。因為肥胖的人身體較容易呈現發炎狀態，在體內造成了一個比較容易感染的環境，有利於細菌的生長。

另外，肥胖可能也跟營養不均衡（malnutrition，或說營養不良）有關係。根據國外的一項研究，營養不均衡的人有 42.9% 身體質量指數（BMI）大於 30，而這些人有更高的感染以及併發症發生的風險，例如血腫、腎臟及心臟的併發症。

如果一個病人的身體質量指數大於 40，那他必須先減重才能接受人工關節手術。可經由專業的減重門診協助病人，再用適當的方法減重。而肥胖的人最好也可以諮詢營養師，以矯正營養狀

態不佳的問題。有些醫師則會建議在手術前 2 週開始補充必要的維他命以及其他營養。

抽菸

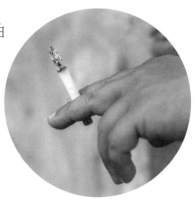

雖然目前尚未有清楚的研究顯示抽菸跟人工關節的感染相關，但是不可不慎。因為抽菸會讓局部的血液循環變差，影響傷口的癒合。如果患者可以在手術前戒菸 4 到 6 週，讓身體回到比較正常的免疫以及代謝狀態，或許有助於減少併發症的發生。

喝酒

有酒癮的患者在接受了人工關節手術的時候，必須要非常小心。最好可以在 4 週前就開始戒酒，以避免增加住院天數，或者是併發症的發生。

糖尿病

糖尿病若沒有好好控制的話，會增加感染的機會。有糖尿病的患者最好要有規律地量測血糖，把糖化血色素（HbA1c）控制在 8 以下，血糖值控制在 200mg/dL 以下，再來接受人工關節手術會比較安全。

貧血

女生的血紅素小於 12g/dL，或者男生的血紅素小於 13g/dL，就可能有貧血狀況。如果可以的話，先矯正貧血的狀況，能降低手術中或手術後需要輸血的機會，減少併發症的發生。

類風濕關節炎

類風濕關節炎若攻擊膝蓋,導致不良於行,可能也需要換人工關節。類風濕性關節炎的患者,本身免疫力就比較差,較容易感染,再加上使用類固醇以及免疫調節的藥物,又增高了感染的可能性。手術前可能需要停止使用一段時間的免疫調節藥物。至於哪一種藥物要停用多久,需要個別跟醫師討論,醫師會衡量個別情況以及停藥的利與弊再做決定。

憂鬱

如果病患有憂鬱的情況,免疫力也有可能比較差。這個情況類似於肥胖的患者。也有許多研究顯示,憂鬱症患者接受人工關節置換手術後的結果也會比一般人稍差。

如果您有以上的這些危險因子,請與您信任的骨科醫師討論。在手術前的一段時間,把身體狀況調整到最佳狀態再來接受手術,將感染以及併發症的機會降到最低。

掃我看影片

▶ 人工關節感染如何預防

哪些人的人工關節比較容易被細菌感染?這支短片講解常見的 6 個危險因子,請盡量避開,將感染的機率降到最低。

第六章

退化性髖關節炎
與股骨頭壞死

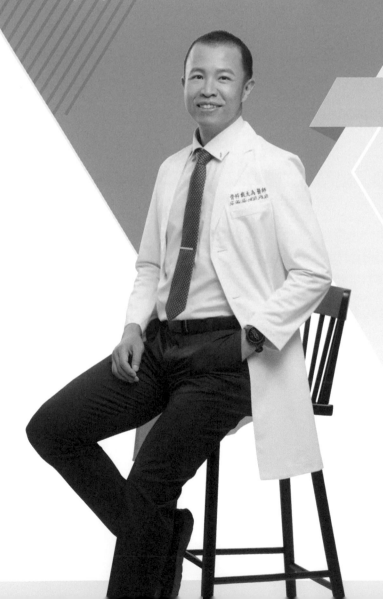

髖關節周圍疼痛可能由各種不同原因造成，需要仔細鑑別診斷。最常見的髖關節問題是「退化性髖關節炎」與「股骨頭壞死」。關節唇或其他軟組織受傷、肌腱發炎、肌肉緊繃（如梨狀肌症候群）、腰椎的問題、坐骨神經壓迫，亦有可能造成髖部疼痛。

　　退化性髖關節炎與退化性膝關節炎一樣，都是因為軟骨磨損所造成的發炎疼痛。年紀大、體重太重，或是之前曾經受過傷，都會讓髖關節更容易退化。

　　而股骨頭壞死，主要是因為骨頭的組織血液循環不良造成組織壞死，最後塌陷。目前已知最常見的原因是大量飲酒、長期使用類固醇、髖部骨折等。

　　髖關節的問題雖然較膝關節少見，但是疼痛卻更難以忍受。這個章節我們就來討論髖關節問題的診斷、治療與手術相關議題。

PLUS!
〔髖部疼痛常見原因及症狀〕

> 常見原因

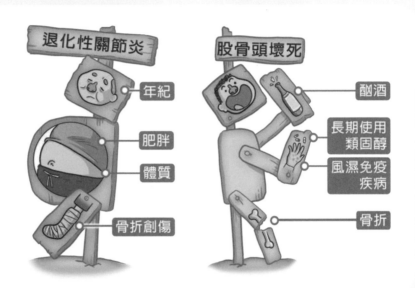

退化性關節炎
- 年紀
- 肥胖
- 體質
- 骨折創傷

股骨頭壞死
- 酗酒
- 長期使用類固醇
- 風濕免疫疾病
- 骨折

> 常見症狀

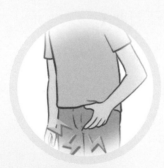

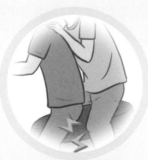

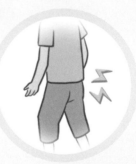

髖部疼痛

關節僵硬活動受限
（無法跨上機車）

走路跛行
（一拐一拐的）

退化性髖關節炎與髖關節發育不良要如何預防？

案例 希望丟開拐杖風光出席女兒訂婚宴的林媽媽

「我才 53 歲，髖關節怎麼退化這麼快，還嚴重到需要開刀？」

林媽媽只覺得這一兩年雙側鼠蹊部的痠痛越來越明顯，最近開始張羅女兒訂婚的事，症狀又更嚴重，不得不被兒女「押」來就醫。看完剛照的 X 光片後，她一時無法接受自己的髖關節已經退化得這麼嚴重。

「這是因為您的髖關節之前就有發育不良的狀況，所以關節軟骨才會磨損得比別人快。」

我花了些時間向林媽媽說明她的髖關節問題以及手術的解決方案。

「既然這樣，拜託戴醫師趕快幫我安排手術，我希望參加女兒訂婚喜宴的時候不要拿拐杖，可以自己走上舞台。」原來林媽媽此刻最在意的是女兒的婚宴是否可以風光上場。

「請問您女兒訂婚是什麼時候？」我問。

「9 月 26 日，還剩下不到 1 個月。」站在林媽媽背後的女兒說。

「亡……我盡量安排……我們一起努力看看。」

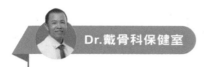

凍未條的痛！髖關節痛起來比膝蓋疼痛更讓人難以忍受

人一旦上了年紀，關節多少都會有退化、軟骨磨損的現象。但是會讓髖關節損壞到需要手術置換人工關節的情況，主要就是**退化性髖關節炎與股骨頭壞死**。

◎嚴重髖關節炎的成因

髖關節由圓滑的股骨頭以及髖臼組合而成，正常情況下發生嚴重退化性關節炎的機會比膝關節要小得多。雖然髖關節炎發生的機會較膝關節炎少，但它的症狀卻較膝關節炎更讓人難以忍受。

之前在偏鄉服務的時候，還蠻常看見老人家膝蓋都已經嚴重變形了，卻還不願意手術，自己找出可以共存的方式。但是髖關節可不一樣了，通常被宣告為嚴重髖關節炎而需要手術的患者，很少「撐很久而不投降」的。

一般來說，會有比較嚴重的關節炎產生，主要是**先天性髖關節發育不良**以及**創傷後遺症**所導致。其他也有一部分的關節炎是來自於**風濕免疫疾病**，例如僵直性脊椎炎。

◎什麼叫髖關節發育不良？

先天性髖關節發育不良主要是因為髖臼比較淺，包覆股骨頭的面積沒有那麼大，關節只有一小部分面積在承受身體重量，所以這部分的軟骨很快就會磨損殆盡，造成骨頭和骨頭互相摩擦，不但髖關節會卡住，沒有辦法跨腳，也會伴隨嚴重的疼痛，走路

看起來一跛一跛的，最終就演變成退化性髖關節炎。髖關節發育不良的發生率約為百分之一，也就是每 100 位新生兒就有一位會有這樣的現象。

一般來說，家族史、女嬰、懷孕時胎兒為第一胎、臀位生產、羊水過少以及多胞胎為發生髖關節發育不良的風險因子。雙腳及雙側髖部經常包裹太緊，也會增加髖關節發育不良的機率，所以在包覆嬰兒的時候，會建議在髖部以下可以讓嬰兒自由活動。

髖關節發育不良的嚴重程度差異很大，有些人終其一生都沒有症狀，或是直到年紀很大了才有髖關節炎產生；也有些人非常嚴重，一出生就脫臼，從小就不良於行。

嚴重的先天性髖關節脫臼發生率約為千分之一，而這樣的發生率並不低，因此目前台灣已經將髖關節發育的狀況列為新生兒篩檢的項目之一。

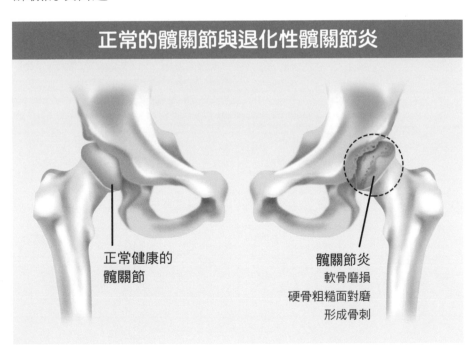

正常的髖關節與退化性髖關節炎

正常健康的
髖關節

髖關節炎
軟骨磨損
硬骨粗糙面對磨
形成骨刺

241

髖關節發育不良如果早期發現，在孩童時期只要穿著特殊的吊帶就可以矯正。比較大一點的小朋友也有可能會需要一些矯正手術，這部分就要找各個醫院的「兒童骨科」專家來處理。（註：兒童骨科或小兒骨科屬於骨科，不是小兒科。）

◎退化性髖關節炎的嚴重程度分級

　　走路好痛！髖關節在經年累月的磨損或受過傷之後，軟骨變薄、周圍骨質變硬、產生骨刺，就造成「退化性髖關節炎」。

　　髖關節炎的嚴重程度依照湯尼斯（Tönnis classification）分級，可分成 4 級（詳見下方表列說明）。

髖關節炎的嚴重程度分級			
第0級	第1級	第2級	第3級
X 光影像所見沒有退化性關節炎的現象。	軟骨間隙輕微變窄，附近的骨骼有硬化現象。	軟骨間隙明顯變窄，附近骨骼硬化明顯，骨內可能形成空洞（bone cyst），關節邊緣也可能有明顯骨刺形成。	髖關節中已無軟骨間隙，股骨頭及髖臼的骨頭互相接觸摩擦，骨頭的空洞和骨刺明顯。

◎髖關節退化分級症狀與對應的治療

通常患者在第 1 級的時候幾乎不太會有症狀，常常是別的原因照 X 光偶然發現。許多第 1 級髖關節退化的患者終其一生都不會變得更嚴重，所以不一定需要特別做什麼處理。

第 2 級髖關節退化的患者有很多也沒有明顯症狀，或是只有活動度減少、偶爾鼠蹊部痠痛等輕微症狀。隨著磨損、發炎越來越嚴重，症狀才會越來越明顯。這時候的治療與中度退化性膝關節炎類似，都是以延緩進展為目標。除了控制體重、適度運動，強化臀部肌力之外，也可以考慮注射治療，不過效果因人而異。

如果疾病進展到第 3 級，通常髖關節周圍疼痛明顯，特別是鼠蹊部，有時疼痛也會擴展到整個大腿前側，走路會一拐一拐的。此外，髖關節活動度也會因為骨刺增生而受限，許多人會抱怨因為髖關節卡住而無法跨上機車，這時候大概就得考慮接受人工髖關節置換手術了。

◎髖關節周圍疼痛不一定是髖關節引起的

如同膝蓋痛不一定是膝關節退化造成的一樣，髖關節周圍的疼痛也要小心鑑別診斷。即使 X 光影像看起來有髖關節退化，也要小心是否與目前的症狀有關。

在前側的部分，因為久坐、久站或姿勢不良造的髂腰肌肌腱緊繃、發炎亦不少見。如果是後側疼痛 (屁股痛)，也要小心是否與腰椎或薦髂關節的問題有關。

美國骨科醫學會《退化性髖關節炎治療指引》

關節退化的治療與保養方式百百種，可不是每一種都有效！美國骨科醫學會（AAOS）召集了這個領域的專家，仔細整理了近年來的科學研究結果，於2023年更新了《退化性髖關節炎治療指引》，根據科學的證據來判斷髖關節退化各種治療的效益。

這份指引指出，在髖關節**施打玻尿酸**也沒有辦法減輕疼痛或改善功能。反觀**類固醇關節注射**，在疼痛發作時可以緩解疼痛。但是，髖關節位置較深，注射施打技術較膝關節困難，需超音波定位才能準確注射。至於其他增生療法注射，例如注射高濃度血小板血漿（PRP）、葡萄糖等技術，由於牽涉到各種劑型的成分不同以及注射方式不同，目前療效尚無定論。

適量使用口服乙醯胺酚（普拿疼）**或消炎止痛藥**亦可有效改善症狀。**物理治療**也被證實可以減輕疼痛及改善關節功能。但要注意這物理治療指的不單是熱敷、電療、紅外線等項目，而是量身訂做的復健療程，包含局部組織放鬆、肌力訓練等。

新版《退化性髖關節炎治療指引》
「非手術部分重點摘錄」

※ **建議等級／反對的等級**

★★★★強烈建議

★沒有明確證據：僅專家意見共識支持。

✕✕✕✕ 強烈反對

✕ 專家意見共識反對。

項目	建議／反對的等級	說明
物理治療	★★★	對於輕至中度症狀的髖關節炎患者，可考慮進行物理治療，以改善功能並減輕疼痛。
口服乙醯胺酚（普拿疼）	★	在沒有藥物禁忌症的情況下，可以考慮口服乙醯胺酚（普拿疼）來改善髖關節炎的疼痛和功能。
口服非類固醇消炎止痛藥（NSAIDs）	★★★★	在沒有藥物禁忌症的情況下，口服非類固醇消炎止痛藥可以改善髖關節炎的疼痛和功能。
髖關節類固醇注射	★★★	對於有症狀的髖關節炎患者，可以考慮進行關節內類固醇注射，以改善短期內的功能並減少疼痛。
口服鴉片類藥物	✕	鑑於缺乏足夠的證據，專家認為不應使用口服鴉片類藥物治療髖關節炎。
關節內注射玻尿酸	✕✕✕✕	不應考慮施打髖關節內玻尿酸來治療有症狀的髖關節炎，因為它並未比安慰劑更能改善功能或減輕疼痛。

醫生說我髖關節骨頭蛀掉，不是白蟻，原來是因為……

案例 鼠蹊部痠痛到靠晚上喝高粱緩解的陳先生

45 歲的陳先生右側鼠蹊部已經痠痛兩年了，最近幾個月更是痛到不能走路。

當我看到陳先生的時候，他是坐著輪椅被推進診間的，可以想見其疼痛程度已經讓他無法忍受，幾乎是邁不開腳步了。

他在診間跟我說：「我只有在晚上喝高粱的時候比較舒服，其他時間根本都在痛！」

經過 X 光檢查，發現陳先生的髖部出了問題，用來承受上半身重量的股骨頭已經壞死，看起來就像被白蟻蛀掉的木頭一樣，千瘡百孔，最後無法承受重量而坍塌了。

在這麼嚴重的情況下，保守治療已經完全沒有幫助。最後，我幫陳先生安排了微創人工髖關節置換手術後，才恢復了他的行動能力。

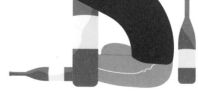

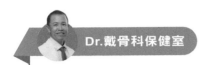
股骨頭就像房子的樑柱，修補不好就只能重蓋了

◎什麼叫股骨頭壞死？

股骨頭壞死又稱為「股骨頭缺血性壞死」。骨科醫師口中說的「骨頭蛀掉了」，就是指這個情況。本來是圓球狀的股骨頭，因為骨壞死而坍塌，不但會影響關節功能，也會造成嚴重疼痛，最後會需要換人工髖關節來治療。

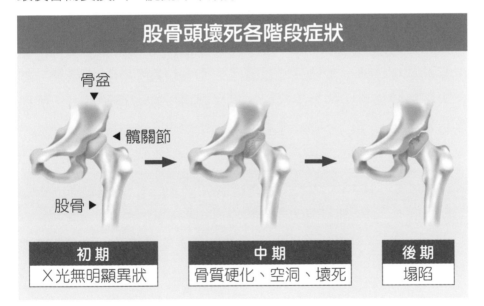

股骨頭壞死各階段症狀

初期	中期	後期
Ｘ光無明顯異狀	骨質硬化、空洞、壞死	塌陷

骨盆／髖關節／股骨

◎為什麼骨頭會蛀掉？

木頭蛀了是因為白蟻，牙齒蛀了是因為口腔細菌，而股骨頭壞死卻成因不明。目前知道最常見的兩個成因是**長期使用類固醇與酗酒**。（受傷骨折也是一個原因。）有時也會看到因為服用不明電台藥物而造成骨壞死的個案。

◎骨頭蛀掉了怎麼辦？

早期發現的話可以考慮**藥物治療**。除了消炎止痛藥外，有些研究建議使用治療骨質疏鬆的藥物（例如雙磷酸鹽類）來延緩骨壞死的速度，可惜目前並沒有很強的證據指出這種治療方式有效。另有一些小規模研究則證實「高壓氧」治療可能會有幫助。

有一種手術叫做**減壓手術**。在 X 光定位之下，用器械鑽到骨壞死處，讓局部流血，也可以輔以補骨手術看能否促進骨質再生。手術很簡單，傷口也很小，只是有效的機會大概是 3 至 6 成不等。一般來說，越早發現越有機會。

若是關節面已經塌陷，那就只有**置換人工髖關節**一途。房子的樑柱都被蛀掉，當然只能重蓋了。幸好現在手術技術成熟，微創人工髖關節手術的效果很好，很快就可以恢復行動能力，回復到日常生活。

醫龍的痛：髖關節股骨頭壞死

「日本電視劇明星坂口憲二因為髖關節疼痛不堪，宣布無限期暫停演藝事業。」

生於 1975 年的坂口最具代表性的成名作就是《醫龍 -Team Medical Dragon》。這部電視劇改編自乃木坂太郎原作之同名漫畫，截至 2014 年共推出四部，非常受歡迎且不斷在電視台重播。坂口憲二在片中飾演帥氣又技術精湛的心臟外科醫師朝田龍太郎，和他的團隊不畏強權和醫院的腐敗，合力拯救徘徊在生死線上的病患。

坂口是在 2012 年左右發現髖部有異樣的疼痛感，從斷斷續續疼痛演變成長期疼痛，在 2015 年確診髖關節股骨頭壞死並接受手術。在這之前坂口與疼痛共處，仍然全心全意為演藝事業付出，端出不少精彩作品（包含《醫龍 4》），實在令人敬佩。

2014 年《醫龍 4》開拍時，坂口憲二就曾因右側髖關節的問題，必須拄著拐杖行走。當時外界對他生病的原因眾說紛紜，一度傳出是因為他喜歡衝浪加上工作過勞所致。

髖關節股骨頭壞死目前並無任何有效藥物可以逆轉病情，減壓手術、高壓氧治療是一線希望。若骨頭塌陷影響到髖關節，就必須置換人工關節才能恢復行動能力。

2018 年坂口憲二決心離開工作專心治療，同時宣布無限期暫別演藝圈，做自己想做的事。直到 2023 年才又聽聞他低調復出拍戲的消息。就讓我們一起期待「永遠的醫龍」再現的一天吧！

掃我看影片

▶ 3 招對抗股骨頭壞死

髖關節痛～竟是股骨頭缺血性壞死！怎麼處理？

第**3**節

人工髖關節置換術是最後防線，什麼情況會需要用上？

案例 張先生的疑問：「我的髖關節是不是要換掉？」

「醫師，我的髖關節這樣子，需要換人工髖關節了嗎？」看完Ｘ光檢查的結果後，張先生問我。

「這要看您喔，畢竟我們手術是在治療您這個人，改善您的生活品質，並不是在治療Ｘ光影像。」我笑著幽了一默，才開始跟張先生說明判斷方式。

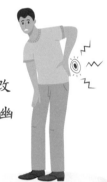

Dr.戴骨科保健室

判斷是否需要接受人工髖關節置換手術的 6 個跡象

並非所有髖關節疼痛的患者都需要做人工髖關節置換手術。髖關節炎從初期發展到最嚴重的狀態，可能會經過數個月到數年之久。即使現今的手術技術以及材料都非常成熟，人工髖關節還是比較適合做為最後一道防線。

什麼時候應該要考慮人工髖關節置換手術呢？其實可以透過6個跡象來做判斷，幫助您決定是否需要進行人工髖關節置換手術。

1. 有慢性和顯著的疼痛

　　髖關節受損會導致髖關節、臀部或大腿部位出現慢性和明顯的疼痛。如果您遇到以下任何情況，可能暗示著疾病的嚴重性：

- 經常服用止痛藥緩解疼痛

- 儘管吃了止痛藥，晚上還是痛到睡不好

- 疼痛到難以行走或必須彎腰

- 白天或晚上的休息無法緩解疼痛

- 保守治療對於緩解疼痛沒有幫助

- 走路一拐一拐，以避開關節受力所造成的痛苦

- 需要依靠助行器來緩解髖部疼痛

　　劇烈疼痛是患者尋求髖關節置換術的主要原因之一，而慢性關節痛也會影響情緒和心理健康。即使現階段您可以忍受髖部疼痛的程度，但在處理這種症狀數月甚至數年之後，也可能會影響精神健康狀況，出現憂鬱與焦慮的現象。

2. 髖關節問題使完成日常任務變得困難

　　當您考慮是否應該進行髖關節置換手術時，最重要因素是受傷的髖關節對您生活的影響程度。即使您可以控制疼痛，髖關節嚴重損壞也會使最常規的任務變得難以完成，例如：

● 無法穿上鞋子或襪子	● 無法步行正常距離、買菜、逛超市、悠閒散步

3. 髖關節僵硬限制了關節的正常活動範圍

僵硬是另一個跡象，表明您的髖關節可能嚴重受傷並需要進行髖關節置換手術。如果發現關節僵硬，導致行走或彎曲髖關節困難，或者無法抬起腿，跨上機車、跨過門檻有困難，可能也代表髖關節受損嚴重。

如果您的髖關節受傷，急性髖關節僵硬是有可能發生，但也會在短時間內消失。相反的，慢性髖關節僵硬則是會無限期地持續存在。

4. 保守療法無法充分緩解髖部疼痛

許多患有髖關節疾病（例如關節炎）的人不需要立即進行髖關節置換手術。您的醫師最初可能會建議先保守治療，包括：控制體重、物理治療（加強和穩定髖關節周圍的肌肉，並至少部分保留或恢復髖關節的活動範圍）、消炎止痛藥、關節注射、針灸、休息等。

這些治療不能治癒髖關節疾病或是逆轉關節退化，但是可以改善功能並使髖部疼痛更容易忍受。一旦這些保守療法開始變得不那麼有效，並且無法緩解疼痛，您的醫師可能就會建議進行人工髖關節置換手術。

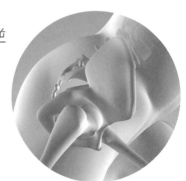

5.X 光影像顯示嚴重關節炎或明顯的關節損壞

髖關節是一個球窩關節，軟骨和滑液減少了骨盆髖臼和股骨頭連接處的摩擦，而在軟骨已經磨損殆盡的情況下，骨頭之間沒

有緩衝墊，骨頭就會互相摩擦造成關節損壞，此時疼痛與僵硬等症狀也會急速加劇。

6. 已經產生消炎止痛藥物的副作用

短時間在有需要時使用醫師開立的消炎止痛藥相對安全（注意重點在「短時間」和「醫師開立」，而不是自己從其他管道購買）。但是，長期使用消炎止痛藥，對健康的危害及風險比手術本身還高。消炎止痛藥的副作用可能包括：

● 胃部不適、胃潰瘍

● 影響腎功能

● 耐受性（身體需要增加藥物量才能達到預期效果）

● 成癮（不服藥時出現明顯的戒斷症狀）

什麼時候需要手術，並沒有一定的標準答案。符合以上 6 個跡象越多項，代表越有需要考慮手術治療。請考量自身的狀況並與您的醫師及家人討論後做出適當的選擇。

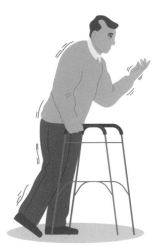

確保手術長期成果！人工關節手術前先檢查骨密度

> **案例** 必須換人工關節卻有骨鬆問題的吳太太

「我的骨密度 T 值已經到了 -2.8，你說算是骨質疏鬆，這樣我下個月還可以來開刀嗎？」吳太太擔心地問。

「如果您是建築師，您應該不會想把房子蓋在土石鬆動的山坡地吧？」

我向吳太太簡單打了個比方，解釋骨密度和人工關節手術的關係。

「骨科醫師也一樣，也會擔心把人工關節放在很疏鬆的骨頭上，會不會發生土石流？如果骨頭支撐不住，人工關節就陷下去了。」

「蛤？那怎麼辦？」

「您的髖關節已經痛到不能走路了，再這樣拖下去也不是辦法。其實，手術和治療骨質疏鬆是可以並行的喔！」

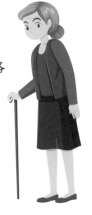
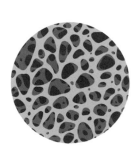

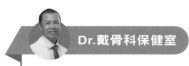

地基不好，房子會倒！骨質疏鬆可能會影響手術成效

> 研究顯示，骨質疏鬆是一個可能會導致手術失敗
> 或是長期效果較差的因素。

2020 年一項發表在《JBJS》的研究中，研究人員對 124 名年齡超過 50 歲、需要接受人工關節置換或胸腰椎手術的患者進行了調查。

該研究發現，其中 45% 的女性和 20% 的男性患有骨質疏鬆，只有 3% 的女性和 10% 的男性擁有正常的骨密度。這些骨鬆患者可能會面臨更高的風險，如手術失敗、骨折和其他骨科手術後併發症的風險增加。

骨質疏鬆是一種慢性病狀，通常發生在中年和老年人身上。它導致骨骼變得脆弱和易碎，增加了骨折的風險。如果骨折發生在手術後，復原時間可能會更長，患者的康復過程也會變得更加困難。

透過骨密度檢查，醫生可以更好地了解患者的骨質狀況，並與患者一起討論治療方案。此外，進行骨密度檢查還可以幫助預測手術後的風險，在手術前後進行必要的預防措施，降低術後發生併發症的風險。因此，這篇研究的主要作者提出了一個「**骨骼健康優化**」（Bone Health Optimization）的概念，推廣骨科手術前的骨密度篩檢。

◎誰需要在手術前接受骨密度檢查？

　　根據 2019 年國際骨密度測量學會（ISCD）的建議，以下患者屬於高危險群，建議應於手術前後進行骨密度檢查（DXA）：

　　儘管骨密度落後正常平均值的患者可能會面臨更高的風險，會擔心影響手術的成效，術後併發症的風險也可能因此增加，但對於大部分接受人工關節手術的患者來說，**沒有必要因為骨質疏鬆而延遲手術。**

● 糖尿病（>10 年或控制不良）

● 炎症性關節炎（如類風濕關節炎）

● 慢性類固醇使用（每天超過 1 顆〔5mg〕，持續 3 個月以上）

● 50 歲以上，曾有低能量骨折患者（沒有撞很大力就骨折）

● 慢性腎臟疾病，3、4、5 期（腎絲球濾過率 GFR<60）

● 活動能力受限

● 吸菸

● 手術中發現骨質差

> 骨密度檢查與骨質疏鬆症的治療，
> 可以在手術前就開始，也可以在手術後再進行。

◎「為什麼我的醫師沒有告訴我？」

既然骨密度這麼重要，手術前醫師怎麼沒有對每一個病患做篩檢呢？因為臨床實務和理想總是有些差距。

> **＞原因 1 無法立即改善**
> 骨質疏鬆屬於慢性病，需要長期治療，無法立即改善。

> **＞原因 2 多數人需要自費**
> 對大多數接受人工關節手術的患者而言，骨密度檢查需要自費。醫師需要花很多時間說明檢查的理由，並且在檢查後解釋結果，而這在繁忙的骨科門診中很難做到。

> **＞原因 3 影響的因素太多**
> 影響手術後長期結果的因素太多了，想要解釋也解釋不完，例如：糖尿病、抽菸、運動這些因素也會有影響。健康是自己的責任，不是醫師的責任。

◎「我該怎麼辦？」

骨質疏鬆是一個慢性病，或許不會立即致命，但是一旦發生骨折、植入物鬆脫等狀況，影響生活品質甚鉅。如果您或是家人、長輩、朋友要接受骨科手術，又有上述危險因子，不妨主動詢問醫師是否可以安排骨密度檢查。

更多骨質疏鬆症相關的資訊，如篩檢、治療、飲食與運動保健，請參閱我的另一本著作《骨質疏鬆 & 肌少症診治照護全書【暢銷增訂版】》（原水文化，2023）。

微創人工髖關節手術：材質、手術過程與術後恢復

> **案例** 害怕換人工髖關節以後不能再走路的張先生

「戴醫師，我聽說換完人工髖關節就不能再走路了，是真的嗎？」張先生憂心忡忡地問。

「如果髖關節已經嚴重磨損，或者因為股骨頭壞死而塌陷，且藥物和使用拐杖不足以緩解您的症狀，就需要考慮進行髖關節置換手術。」

我先解釋哪些狀況需要換髖關節，接著說：「髖關節置換手術是一種安全有效的方法，可以減輕疼痛，恢復運動能力，並幫助您恢復正常的日常活動。」

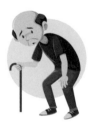

 Dr.戴骨科保健室

所有醫學中最成功的手術之一：髖關節置換手術

髖關節置換手術於 1960 年首次進行，是所有醫學中最成功的手術之一。近年來，手術技術的改進大大提高手術後的滿意度，微創手術技術更加快了手術後的恢復，而新的材質也讓

人工關節使用壽命大大增加。

◎人工髖關節的零組件與材質

人工髖關節分成**髖臼杯、襯墊、球頭**（股骨頭）、**股骨柄**。其中髖臼杯與股骨柄多為金屬材質，可以牢牢地固定在髖臼和大腿骨頭上；若骨質較疏鬆，也可以使用骨水泥來固定。中間的兩個零件則組成關節面，球頭會在半圓形的凹槽狀襯墊中活動。

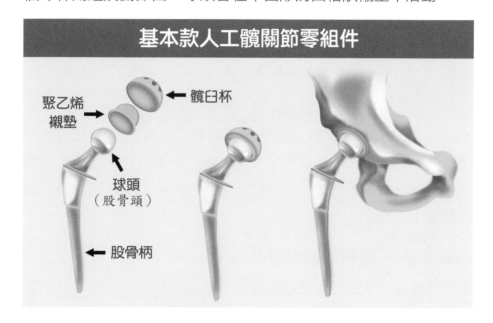

基本款人工髖關節零組件

聚乙烯襯墊 ← 髖臼杯

球頭（股骨頭）

股骨柄

基本款的人工髖關節包含了鈷鉻鉬合金表面拋光的「**金屬球頭**」以及「**聚乙烯塑膠襯墊**」。由於時間久了以後，人工關節最常磨壞的就是這個塑膠襯墊，最近幾年一般聚乙烯塑膠襯墊已逐漸汰換成「**超耐磨聚乙烯塑膠襯墊**」，以降低磨損的速度。

目前人工髖關節最耐磨的材料就屬於「**第四代陶瓷**」，可以使用「陶瓷球頭」與「陶瓷襯墊」整套一組，或是使用「陶瓷球頭」搭配「超耐磨聚乙烯塑膠襯墊」，與傳統的材質比較，都可達到大幅降低關節表面磨耗的效果。目前主流的材質是第四代陶瓷球頭（Delta ceramic head）搭配超耐磨塑膠襯墊。

陶瓷表面較為光滑且耐磨，除了比較不會有摩擦產生的微粒造成發炎、人工關節鬆脫外，細菌也比較不容易附著。（註：第四代陶瓷人工髖關節球頭為健保差額給付品項，使用者須自費補差額約 45,000 至 8,0000 元不等。）

由於現在的超耐磨塑膠襯墊抗磨損程度遠較傳統塑膠襯墊高，所以可以做得比較薄，也容許我們將球頭的直徑變得比較大。人工髖關節球頭的直徑越大，理論上活動範圍也越大，比較不易脫臼。目前主流的球頭直徑選擇已經從過往的 26、28、32mm，進展到 36mm。（甚至某些廠牌有推出 40mm 的大直徑球頭。）

固定在髖臼的金屬髖臼杯也有新的設計。和骨頭接觸那一面若經過特殊的表面處理，例如使用鉭金屬或 3D 鈦金屬模擬骨頭的微小孔洞，可以誘發骨細胞與金屬生長在一起，讓骨頭與金屬髖臼杯更緊密結合，適合有骨頭缺損、骨質不好或者人工髖關節再次翻修手術的患者。

◎微創人工髖關節置換手術流程

在微創人工髖關節置換手術中，醫師會為病患去除受損的骨頭和軟骨，並用人工髖關節零組件置換。在熟悉這項手術的醫師手中，手術時間約僅 40 至 60 分鐘。

進到手術室後，會由麻醉科醫師為病患進行麻醉，通常這個手術半身麻醉就可以了。依個人狀況不同，有時也會選擇全身麻醉。在麻醉的同時，手術團隊也會在旁邊為病患的手術做準備。

手術開始時，醫師會用最適當的方式經由不同路徑進入髖關節（常見的有正前開、前側開、後側開等，詳見本章第 6 節），接著取出受損的股骨頭，移除髖臼受損的軟骨表面，並用金屬髖

人工髖關節的零組件材質

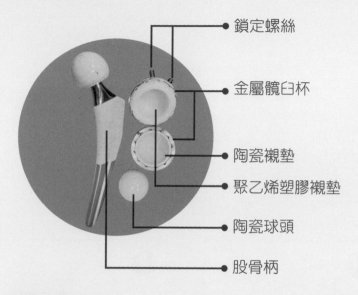

- 鎖定螺絲
- 金屬髖臼杯
- 陶瓷襯墊
- 聚乙烯塑膠襯墊
- 陶瓷球頭
- 股骨柄

● 髖臼杯：金屬材質，固定於骨盆髖臼內。

● 髖臼襯墊：是人工關節主要摩擦的地方，需使用抗磨耗的材質，通常為陶瓷或超耐磨聚乙烯塑膠材質。

● 球頭（股骨頭）：通常為金屬或陶瓷材質。陶瓷材質具有高拋光性，可以降低接觸面摩擦力，減少磨耗。

● 人工股骨柄：金屬材質，會插入固定在股骨中。

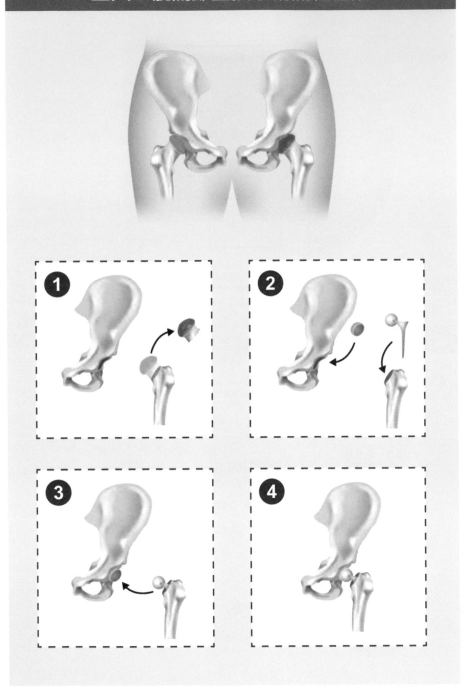

全人工髖關節置換手術流程圖解

臼杯代替，以小螺絲釘加強固定，再將金屬股骨柄固定到大腿骨中。接下來將金屬或陶瓷球頭還有襯墊分別組合，並且測試穩定度。最後再將傷口縫合。手術完成後，病患須在恢復室觀察麻醉恢復狀況，穩定了才可以回到病房。

◎人工髖關節手術後的活動

手術後的活動需要循序漸進，須與您的手術醫師討論，並且嚴格遵守醫護人員的指示。

通常從麻醉狀態恢復後，就可以開始進食，並且嘗試在床上做抬腿運動。如果傷口疼痛尚能忍受，也可以練習下床活動。大部分患者最慢在手術後隔天都能下床，使用助行器輔助行走。

如果走得穩，並且不需要打止痛針，就可以出院返家休養。有些年紀較輕的患者，手術後當天或隔天就可以返家；但一般年紀大的患者，手術後約需住院 2 至 3 個晚上。

掃我看影片

▶人工髖關節的活動範圍

哪些因素會影響人工髖關節的活動度？手術方式、人工關節設計、本身條件都有關係！

蹲再低也不怕脫臼：雙動式陶瓷人工髖關節

股骨頭壞死又稱為「股骨頭缺血性壞死」，在疾病早期可考慮藥物治療或做減壓手術（以 X 光定位，用器械鑽到已沒有血液循環供應的骨壞死處，使局部流血以修復，並輔以補骨手術促進骨質再生）。減壓手術傷口小，有效機會約 3 至 6 成，越早發現越有機會。但若是關節面已經塌陷，就只有置換人工髖關節一途。

在人工髖關節的材質上，第四代的陶瓷材質比傳統金屬頭更耐磨、更不易附著細菌，且其直徑較大，亦能有效減少脫臼的可能性，可望延長人工髖關節的使用壽命。

至於有脫臼或創傷病史、髖關節局部軟組織受損、肌張力不足以及蹲著工作等活動角度需求較大的族群，可考慮新的「雙動式」人工髖關節，以解決傳統髖關節手術後，為了避免脫臼，不能坐低椅子、綁鞋帶、蹲低等活動限制。

雙動式全髖關節的結構由金屬髖臼杯、超耐磨聚乙烯雙動內襯（大頭）及球頭組成，擁有 2 個活動介面：球頭與雙動內襯大頭、雙動內襯大頭與髖臼杯，可活動範圍接近仿生的髖關節。

原本的球頭與大頭間可以活動，大頭與髖臼杯間也可以活動，這就是「雙動式」（dual mobility）這個名稱的由來。雙動內襯大頭的直徑大小遠超過一般人工髖關節球頭，因此脫臼的機會就可以大幅下降。

掃我看影片	▶ 新款雙動式人工髖關節很仿生 「骨壞死」換雙動式人工髖關節，土水師傅蹲低不再脫臼！	

一般人工髖關節vs雙動式人工髖關節

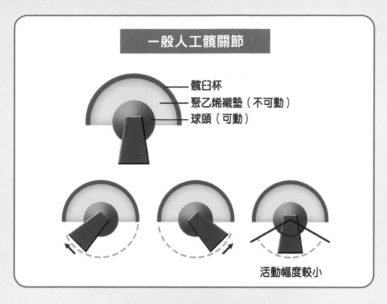

一般人工髖關節

- 髖臼杯
- 聚乙烯襯墊（不可動）
- 球頭（可動）

活動幅度較小

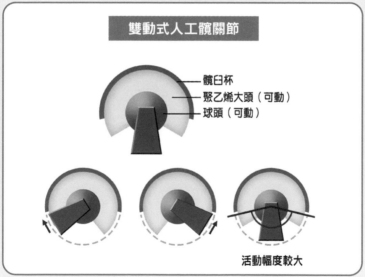

雙動式人工髖關節

- 髖臼杯
- 聚乙烯大頭（可動）
- 球頭（可動）

活動幅度較大

※註：雙動式人工髖關節的醫材已於 2023 年 9 月 1 日有條件
納入健保給付。對象為手術後有高脫臼風險者，如小兒麻
痺、神經肌肉疾病、嚴重髖關節發育不良（幾乎要脫臼那
種）、神經損傷等病況。一般患者仍須自費使用。

案例 看診前有「認真」在家做功課的王先生

「戴醫師，我看網路上有一些報導說人工髖關節要從『正前開』才是最新的方法，這真的是最好的方式嗎？」

網路資訊發達，有許多患者在來到診間前，都已經自己事先做過功課，而王先生就是這麼一位「認真」的患者。

「可是我看了上一位醫師，他說他是用『後側開』，我應該要怎麼選擇才好呢？」

聽王先生說得這麼坦白，臉上表情也顯示他真的很苦惱，但時間有限，無法一一比較，我只能中肯地跟他說：「其實您不用想太多，有這麼多種手術方式，就代表沒有一種是真正完美的。」

我停頓了一下，看著王先生又接著說：「其實您只要選擇信任、有緣的醫師，和醫師討論，交給醫師做專業的選擇就可以了。」

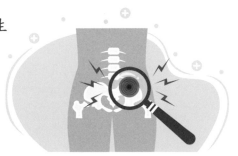

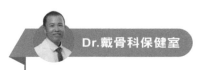

正前開／側開／後開？比較 3 種人工髖關節手術方式

人工髖關節手術是一種常見的手術，用於治療髖部疾病，例如骨關節炎、股骨頭缺血性壞死和其他骨骼問題。當髖部疾病嚴重影響日常生活，如無法行走、上下樓梯或伸展腿部等，人工髖關節手術就成為一個有效的治療方法。

人工髖關節手術的目的是取代損壞的髖關節，以改善症狀並增加活動能力。然而，不同的手術方式會對手術後的康復產生不同的影響，所以接著要討論 3 種常用的人工髖關節手術方式，並比較它們之間的差異。

1. 正前開手術

「正前開」人工髖關節手術是一種**不需切開肌肉的手術方式**，短期內的恢復較快，通常當天或隔天就能下床行走。由於不需切開肌肉，手術後的不正常步態較少。另外，正前開手術不會打開後側的關節囊與肌腱，理論上之後人工關節的脫臼風險較低。但

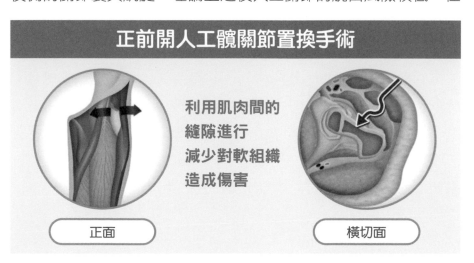

正前開人工髖關節置換手術

利用肌肉間的縫隙進行減少對軟組織造成傷害

正面　　　橫切面

正前開手術視野較受限，放置人工關節的角度比較刁鑽，需要有經驗的醫師以及特殊的專用器械。

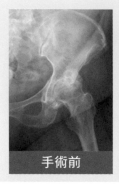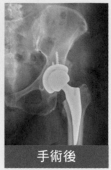

手術前　　　　　手術後

◀65 歲郭小姐，左髖嚴重髖關節炎，從Ｘ光影像（左）可以看到關節已無間隙，骨頭互相摩擦並有骨刺生成。

◀右圖為接受微創正前開人工關節手術後Ｘ光片。

2. 側開手術（前側開）

「側開」人工髖關節手術是**手術視野清晰的手術方式**，可進行較複雜的手術，例如骨折創傷、感染後的人工髖關節手術或重新置換。這種手術需要翻開一小片臀中肌，手術後要做復健訓練，加強臀肌肌力。有經驗的醫師通常能將臀中肌盡可能縫好，一樣能達到早期下床行動與復健的目標，待軟組織癒合後就能積極訓練肌力。

> **肌力訓練通常在手術前就可以開始做，**
> **以避免因為疼痛少動造成肌肉萎縮。**

3. 後開手術（後側開）

「後開」人工髖關節手術是**最傳統且常見的手術方式**。由於人工髖關節脫臼大多是從後方脫臼，因此後方軟組織的完整性特別重要，而後開手術會切斷後方肌腱以及軟組織，如果沒有修復好，脫臼風險可能稍高。

人工髖關節手術是治療髖部疾病的有效方法，但每種手術方式都有其優點和缺點。選擇最適合您的手術方式需要考慮多項因素，例如個人狀況和醫師的經驗。有經驗的醫師可以幫助您選擇最適合您的手術方式。

> 事實上，最適合的手術方式就是醫師最熟悉的方式。

手術方式	優點	缺點
正前開	・較新的手術方式 ・不會傷害到肌肉 ・軟組織破壞較少 ・術後疼痛較輕 ・恢復期較短 ・行走步態比較穩定 ・脫臼風險低	・需要使用特殊器械 ・手術難度相對高，學習曲線較長 ・並不適合所有人（例如肌肉量大的人、先前已經做過其他髖部手術的人）
側開 （前側開）	・手術視野清晰 ・可進行較複雜手術 ・脫臼機率較低	・術後會影響走路步態，必須透過復健改善
後開 （後側開）	・較多醫師使用 ・學習較容易 ・手術視野清楚	・脫臼風險稍高

掃我看影片

▶ **人工髖關節手術方式怎麼選才好？**

正前開？前側開？後側開？簡單說明人工髖關節手術中各種術式的不同。

瑪丹娜「比基尼線切口」的正前開人工髖關節置換手術

　　長青流行搖滾天后瑪丹娜近年一直為髖關節疼痛所苦，最後做了人工髖關節置換手術，成功重返舞台。

　　2019 年，瑪丹娜正忙著自己的 Madame X 巡迴演唱會，同時也跟髖關節和膝蓋疼痛持續奮戰。當年 5 月，瑪丹娜透露她正在接受軟骨缺失的再生治療，以幫助緩解疼痛。她在 IG 告訴粉絲：「終於要為我缺失的軟骨接受再生治療了！」以及「如果可以的話，我會在疼痛 8 個月後跳上跳下。祝我好運！」

　　可惜奇蹟沒有出現。瑪丹娜的髖部疼痛並沒有好轉，還因此取消了不少公開活動與行程。最終瑪丹娜接受了人工髖關節手術，才重返螢光幕！

　　瑪丹娜在 2021 年首次公開談論她的手術。她說：「在 2019 年的 X 夫人巡迴演唱會，不知道各位有沒有發現，我的腳很跛，從來沒有這麼痛過……。我現在是仿生的女人（bionic woman），我接受了人工髖關節手術。」

　　根據瑪丹娜 IG 上公開的照片，推測她接受的髖關節手術可能是使用「比基尼線切口」（Bikini incision）的「正前開」（Direct anterior approach）人工髖關節置換手術。

正前開人工髖關節置換手術

用「正前開」的手術方式換人工髖關節，近 10 年在美國越來越流行，它標榜從髖關節前方肌肉與肌肉的間隙進入關節，沒有傷害任何肌肉組織，所以理論上手術後短期恢復較快，下床行走也較有力。根據統計，在美國大約有一半以上的人工髖關節手術是以正前開的方式進行；台灣近年來也有越來越流行的趨勢。不過長期來說，使用後開、前側開、正前開等手術方式，結果並沒有太大差別。

比基尼線切口

一般來說，人工髖關節手術的皮膚傷口會比較平行於大腿骨，或是稍微斜一點，術後穿著泳裝、比基尼、內褲時會看得到手術疤痕。「比基尼線切口」就是在正前方切一道角度很大的斜切口，方向接近比基尼的剪裁，因此手術後若穿著比基尼內褲，可以完全遮住傷疤。但是比基尼切口手術有若干風險：

1. 切口的方向剛好是坐下時皮膚最凹的地方，容易流汗、藏汙納垢，造成傷口癒合不良。

2. 萬一手術中發生骨頭裂開等意外，需要將切口拉大時，切口無法往下延伸。

3. 萬一日後發生感染或鬆脫，需要重新處理，可能也無法用這個切口來處理。

我個人的想法是，這樣的切口只有比較推薦給手術後有穿著比基尼需求的人。髖關節手術會有這麼多術式，就代表沒有一種是完美的。選擇時不需要執著於某一種術式，記得和您的醫師好好討論後再做決定。最好的術式通常都是醫師最熟悉的術式，不如就選擇信任的醫師，充分溝通後就交給專業的醫療團隊吧！

人工髖關節術後為什麼走路怪怪的？難道是長短腳？

案例 開完髖關節手術後走路一拐一拐的張小姐

「醫師，我這麼信任你，結果你卻把我開成長短腳！開完人工髖關節 3 個禮拜了，走路還是一跛一跛，看起來怪怪的。」

「沒有啊，哪裡有長短腳？」像張小姐這種問題還不算少見，類似的「抱怨」也聽了好幾回。我指著螢幕上手術後的 X 光片給她看，兩邊的關節完全對稱，兩隻腳也等長。

「那為什麼我走路還是一拐一拐的？」張小姐似乎不太相信。

「人工髖關節手術是治療髖關節退化的一種方法，但有些人在手術後仍會有不正常的步態，如跛行或搖晃。這些問題通常不是長短腳，而是肌肉肌腱緊繃或失能造成的。」

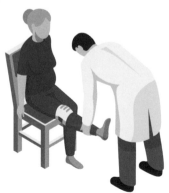

我耐心向張小姐解釋，並說明後續處理，「不過您不用太擔心，透過物理治療或復健可以改善這些步態喔！」

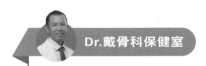
髖關節手術後 3 種常見的不正常步態

人工髖關節手術後出現不正常的步態，其來有自。下面介紹這 3 種不正常的步態，不一定會出現在每個人身上，但也有可能在同一個人身上合併出現。

1. 左右搖晃

這是一種非常常見的不正常步態，通常是因為臀中肌失能造成。臀中肌是連接骨盆和大腿骨的肌肉，它能夠支撐身體並幫助行走。髖關節長期疼痛，沒有正常施力，可能會導致臀中肌失能，使得患者在走路時感到不穩定和左右搖晃。

這種步態對於患者的生活和工作都會帶來影響，因此需要盡早得到治療。即使手術解決了關節疼痛問題，臀中肌仍需要重新訓練，以恢復力量和彈性。物理治療師或專業的教練可以幫助患者訓練臀中肌，改善左右搖晃的步態。

2. 腳開開

這種不正常的步態通常是髖關節外側的外展肌群緊繃所致，而這會影響到內收肌的運作。內收肌是一組位於大腿骨內側的肌肉群，它們負責將大腿骨內收。髖關節外側緊繃可能會阻礙內收肌的運作，從而導致腳開開的不正常步態。

透過放鬆外側的肌肉和訓練內收肌，這種步態是可以改善的。物理治療師或復健師可以幫助患者找到正確的訓練方法，改善腳開開的步態。

3. 步幅縮短

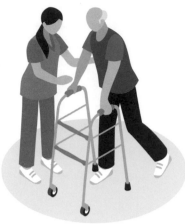

「步幅」是指行走時兩腳之間的距離，手術後髖關節前側肌肉肌腱的緊繃，會限制到髖關節往後伸展，可能會導致步幅縮短。這種不正常的步態可能會讓患者在行走時感到不穩定。透過復健，患者可以放鬆前側肌肉，鬆弛髖關節前側，以恢復步幅正常的步態。

接受人工髖關節手術後，不正常步態是非常常見的。下方 QR code 提供不正常步態的影片示範供大家進一步參考。這些步態通常可以物理治療或復健來改善。如果您在手術後有不正常的步態，請尋求專業物理治療師或復健師的幫助，或者回診諮詢您的開刀醫師。

透過正確的治療和訓練，患者可以恢復正常的步態，重返健康活力的生活。

掃我看影片	▶ 術後常見的不正常步態	
	人工髖關節手術後為什麼走路還是怪怪的？難道是長短腳？髖關節手術後 3 個常見的不正常步態。	

做了人工髖關節置換手術後可以再跑馬拉松嗎？

案例 **髖關節塌陷換掉，想快點恢復跑步的朱先生**

朱先生從年輕時就熱愛跑步，在成大校園經常可以看到他跑步的身影，而且每年他都會去參加「台南古都馬拉松」。但是，自從髖關節股骨頭壞死之後，他常常跑沒多久鼠蹊部就開始悶痛，最後甚至連沒去跑步的時候也會痛。

有一天他下樓梯的時候，右邊髖關節突然感到一陣劇痛，回診照 X 光檢查，發現整個髖關節完全塌陷損壞了。

「這樣我以後還能跑步嗎？」這是朱先生最擔心的問題。

對於熱愛跑步的人來說，接受髖關節置換手術可能會讓他們感到更加害怕，因為這意味著他們需要停止跑步更長的時間。「別擔心，大多數情況下，經過醫師同意，很多人都還是可以在髖關節置換術後恢復跑步，但是訓練需要循序漸進。」

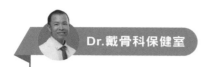

髖關節置換術後重新開始無痛跑步的訓練進程

髖關節置換術後需要停止跑步一段時間。但是，大多數情況下，是可以在髖關節置換術後恢復跑步的。事實上，這可能是您重新開始無痛跑步所需的解決方案。髖關節置換術可以讓您的髖關節煥然一新，跑步時感覺年輕了好幾歲。

◎術後什麼時候可以開始跑步？

每個人在從髖關節置換手術中恢復的時間都是不同的，舉例來說：

● 如果您在手術前已經很久沒有跑步或有其他損傷，可能會需要花比平均時間更久才能恢復跑步。

● 如果您原本就有慢跑習慣，只是因為髖關節疼痛而影響跑步，通常可以在術後 3 至 6 個月左右開始跑步。

● 如果您在手術前還維持著運動習慣，您可能可以更早地恢復跑步。

在恢復過程中，您需要確保與手術恢復相關的疼痛已經解決，並且臀部的支撐肌肉恢復了力量。因此，建議可以嘗試進行「直抬腿」和「單腿站立」等運動，以確定您的肌肉準備好了。

● 如果能在沒有疼痛的情況下做直抬腿，表示肌肉已經準備好進行更高階的鍛鍊。這是髖屈肌力量恢復的跡象。

● 如果能在沒有疼痛或不平衡的情況下單腿站立，表示外展

肌的力量已經恢復。

此外，您所進行髖關節置換手術的具體類型，也會影響術後恢復跑步的時間。

一般來說，與較舊的後側開或側開方法相比，採用較新的正前開髖關節置換手術，通常短期的功能恢復會更快。（長期來說沒有差別。）

◎術後跑步時應該有什麼感覺？

大多數跑者在接受髖關節置換手術後，恢復跑步訓練時都沒有問題。只要一點一點進步，傾聽自己的身體，您就應該能夠無痛跑步，且有可能及時恢復到之前的訓練水平。但如果您在跑步時感到腹股溝疼痛，建議停下來找醫師或物理治療師進行評估。

在髖關節置換術後恢復跑步時，出現全身性肌肉痠痛是正常的，因為您的身體必須重新適應跑步。但是，如果您感到劇烈或揮之不去的疼痛，就必須立即停止跑步並諮詢您的外科醫生或物理治療師。

◎人工髖關節置換術後跑步的 5 個建議

接受髖關節置換手術後，在恢復跑步之前，有 5 個建議提供參考：

① **與醫師討論**：在進行任何運動或鍛鍊之前，應與醫師或物理治療師討論您的計畫與目標。醫師或物理治療師可以為您提供有關恢復時間、適當的運動和鍛鍊強度等建議，以及其他注意事項。

② **保持運動習慣**：在手術前，如果已因為髖關節炎而無法跑步，可以考慮其他形式的低衝擊運動，例如騎自行車、橢圓機、

游泳、水中走路，甚至只是散步。保有運動習慣可以保持肌肉力量和關節活動度，有益於在髖關節手術後更快恢復正常。（即手術前就要開始復健的概念。）

③ **循序漸進**：在手術後恢復期間，您應該循序漸進逐步增加運動強度，可以幫助身體適應跑步，同時減少損傷的風險。當您在髖關節置換術後開始跑步時，基本上要將自己視為初學者，每週最多跑步 2 至 3 天，若有其餘時間應該安排肌力訓練。

④ **肌力訓練**：以控制臀部和膝蓋肌肉為目標的肌力訓練，有助於手術後恢復自然行走與跑步。例如深蹲就是一個很好的訓練。其他**單側的動作**也很有幫助，不過相對來說比較進階，例如弓箭步、單腿迷你深蹲、單腿羅馬尼亞硬舉和單腿深蹲，只要在沒有疼痛、可以維持平衡的情況下就能夠進行。

此外，**髖關節外展練習**，如側臥抬腿和蚌殼式也是很好的強化臀肌訓練。當然，伸展動作也可以確保您在髖關節置換術後盡快恢復活動範圍。

⑤ **注意身體信號**：開始恢復跑步時，要注意身體的信號，如果感到劇烈疼痛或不適，應立即停止運動並與醫師聯繫。適當的運動和休息，可以幫助您減少損傷的風險，並促進身體的恢復。

掃我看影片

▶ **髖關節術前復健這樣做**

髖關節復健從「手術前」就要開始！【人工髖關節手術術前復健的 3 個動作】ft. 劉櫂緯物理治療師

性福姿勢指南：人工髖關節手術後，愛要怎麼做？

案例 髖關節術後「性福」問題大方問的小欣夫婦

「醫師，我老公問說什麼時候可以開始行房？」小欣人工髖關節手術後的第一次回診，帶著她的先生一起過來問這個「關鍵」的問題。

「人工髖關節手術後當然可以行房，但您需要給身體一些時間來適應新的關節。一般來說，多數人可以在手術後 1 至 3 個月內安全地恢復性行為。」我說。

「那有什麼要注意的地方嗎？」小欣的老公問。

「這是一個好問題。的確，有些性交姿勢可能增加脫臼的風險，特別是在女性方面。如果擔心的話，通常會建議避免髖關節極度彎曲的姿勢，先嘗試一些較安全的姿勢，以降低風險。」我回答。

「不過也不用太擔心，您可以逐漸嘗試不同的姿勢，找到最適合您的方式。大多數人在手術後的性生活滿意度都比手術前明顯改善喔！」我補充道。

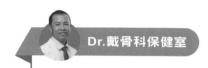

人工新關節，性福不打結！

人工關節置換手術可以大幅減輕關節炎的疼痛，讓患者活動自如，恢復原本的日常生活。但您或許不知道，人工關節置換術也改善了這些患者的性生活！

一項美國的研究發現：接受人工膝關節或髖關節置換術後的患者，90% 都認為這項手術改善了他們的性功能，提升了性生活的滿意度。

紐約市列諾克斯山醫院關節中心主任羅里格茲醫師（Dr. Jose Rodriguez）因為好奇他為患者裝置的新關節會如何影響他們的性生活，意外發現患者常常擔心性行為會弄壞他們身上的人工關節，卻鮮少主動與醫師談論這個話題。因此，他開始主動告訴那些手術後的患者：「你（妳）心中想做的那檔子事，幾乎都可以放心去做！」

接著羅里格茲醫師做了一個問卷的研究，調查患者在手術前與手術後 6 個月以及 1 年的性生活狀況。結果統計，有 147 位接受人工關節置換術的關節炎患者（69 位男性、78 位女性）參與這個研究。

在手術前，有大於三分之二的患者認為他們的性生活因為關節炎而受到影響，影響因素包含：**疼痛**（67%）、**關節僵硬**（36%）、**減少性慾**（49%）、**無法做想要的性姿勢**（14%）。

在手術後，有 42% 的患者覺得自己的性慾增加；41% 的人認為自己在手術後更加持久；41% 的人性行為的頻率增加了；55%

的患者覺得人工關節手術改善了他們在性生活中的自我形象；還有高達 84% 的患者覺得他們現在的生活比以前更美好！

總計有 90% 的患者認為人工關節手術改善了他們和伴侶的性生活；接受人工髖關節手術的患者，性生活改善程度稍優於接受人工膝關節手術的患者；而女性的改善程度又大於男性患者。

◎全髖關節置換術後的性生活

性是人性的一個正常、重要的組成部分，代表著身體、心理和精神的幸福。接受髖關節置換手術後，恢復性行為很重要，但目標是安全地進行。

全髖關節置換術是當今發展最成功的手術之一，但身體需要時間來適應新的髖關節，髖關節周圍的軟組織也需要時間癒合，才能讓您完全恢復之前的活動。

> 一般來說，大多數人可以在接受髖關節手術後
> 1 至 3 個月內安全地恢復性行為。

在某些動作下，人工髖關節的零件可能會互相摩擦或頂撞，造成患者髖部疼痛，從此遠離性愛。（進而造成夫妻不和？）更可怕的是，在某些動作下，人工髖關節也有可能造成脫臼的現象，發生尚未完事就得往急診報到這種煞風景的事。根據統計，大約 1 至 2% 的患者在全髖關節置換術後會出現髖關節脫臼，而某些性交姿勢「可能」會增加發生這種情況的機率。

通常女性在性愛中姿勢變化比較多，髖關節會有較多彎曲（flexion）、外轉（external rotation）與外展（abduction）的動作，因此在換完人工關節後受到影響較大。反觀男性在性愛中姿勢與動作均較固定，幅度與變化也較小，換成人工關節後較沒有影響。

◎毀性福的風險姿勢不要做

在髖關節突然極度彎曲時，植入物可能會與骨盆其他部位接觸並導致脫臼。

過去研究認為，在女性方面有四種姿勢脫臼的風險可能稍高，包含「老漢推車」（後趴式）、「女上男下」且上半身前傾、「側面突擊」與「剪刀腳」（此姿勢亦不適合男性），建議小心或避免：

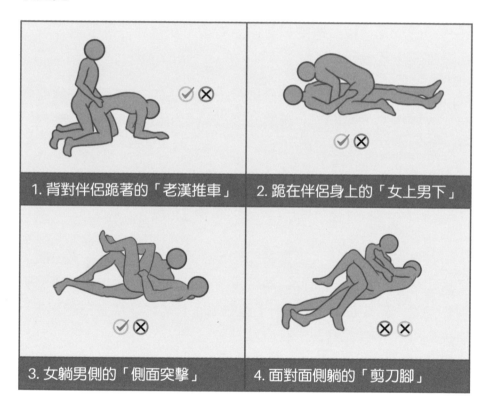

1. 背對伴侶跪著的「老漢推車」

2. 跪在伴侶身上的「女上男下」

3. 女躺男側的「側面突擊」

4. 面對面側躺的「剪刀腳」

◎性福的安全姿勢

　　一般來說，曾接受髖關節置換術的伴侶應在性交時避免髖關節突然過度彎曲。以下是一些比較安全的姿勢：

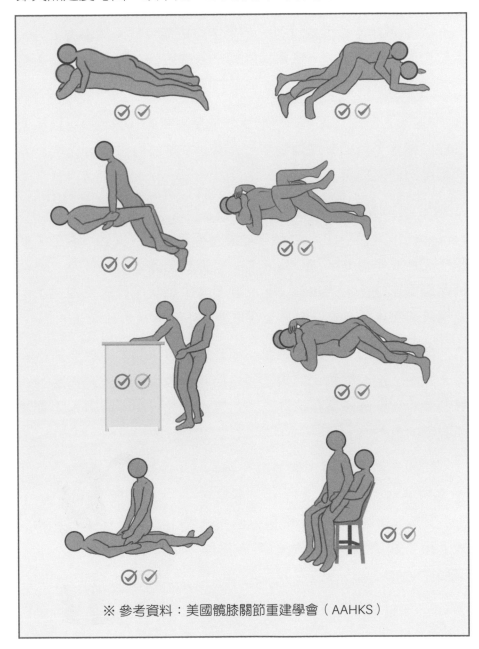

※ 參考資料：美國髖膝關節重建學會（AAHKS）

◎影響術後性福的要素

有幾點與人工髖關節相關的要素，可能會影響手術後的「性」生活品質：

① 以微創手術方式進行，手術中盡量減少軟組織傷害，且人工關節裝置完成後，確實修補內轉或外轉肌腱，可以加速術後髖關節活動功能的恢復。

② 人工關節球頭直徑若較大，或使用雙動式設計，可以降低脫臼的機會，有助於性愛動作，尤其是女性許多性愛姿勢都需要大幅度彎曲髖關節。

③ 選用陶瓷球頭搭配陶瓷襯墊人工髖關節（ceramic-on-ceramic）的患者，在活動時可能會隨著節奏有「異音」產生（根據研究發生率約 0.66 至 7% 不等），據說聽起來有點像是「隔壁情侶彈簧床在搖」的聲音，至於會不會煞風景，我就不知道了。（選用陶瓷球頭搭配超耐磨塑膠襯墊就不會有這個問題了。）

請不用壓力太大或太過擔心而影響表現，基本上只要放慢腳步，大致上沒有問題。如果感到疼痛或不確定就停下來。至少到目前為止，我還沒有在急診或門診遇過因性行為而導致人工髖關節脫臼的患者。

新的手術技術或植體設計（例如大直徑陶瓷頭、雙動式設計、正前開手術）又進一步將脫臼風險降得更低，理論上大多數患者在手術後都可以盡情享受性愛。

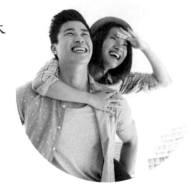

人工關節有沒有使用年限？損壞的原因有哪些？

「戴醫師，請問這一組人工關節可以用多久？會不會過幾年還要再換一次？」

人工關節的使用年限是多久？這個問題可真的是大哉問。不過，它幾乎是每一位準備要接受人工關節置換手術的病人必問的題目。

「我們永遠無法預測買一台車可以開多久，買一支手機可以用多久，買一棟房子可以住多久。以現在的材料和技術來說，只要手術後小心一點，大部分人工關節都可以用一輩子。」

Dr.戴骨科保健室

人工關節損壞常見的 3 大原因

骨科醫師在進行人工關節置換手術時，通常目標都是希望能讓患者用「一輩子」，或者「越久越好」。但是事情不一定都會按著理想的方向走。以目前結果來看，10 年的良率至少要有 95% 才算是比較可以接受的結果（10 年後 20 個病人有 19 個人都還快樂的使用中，只有 1 位病人的人工關節壞掉需要更換）。

人工關節鬆脫或損壞時，就必須進行「人工關節再置換手術」（重修手術），工程較第一次開刀時浩大，過程也較複雜，併發症也多。有時手術甚至必須分成兩次。

然而，與其問人工關節的使用年限是多久，我想患者更應該關心的是：什麼原因會造成人工關節損壞？是不是有辦法可以預防及避免？歸納起來，人工關節損壞有 3 大原因：

1. 感染

終生約為 1% 的機會，分為急性感染與慢性感染。手術後短時間內感染就是急性感染，通常可以使用抗生素治療加上清創手術過關；慢性感染則可能在手術後數月到數年發生，細菌來源大多是口腔、傷口、泌尿道感染的細菌，經過血液循環到人工關節處落地生根。嚴重時須將人工關節拔除，並使用抗生素治療一段時間，然後再裝新的。

> **平時個人衛生就要注意。**

口腔保持清潔，定期牙醫檢查，有牙周病、蛀牙都需要好好治療。有傷口就要處理，其他感染症也要好好控制。

2. 鬆脫

骨質疏鬆的患者裝上人工關節，就像房子蓋在比較鬆軟的地基上，鬆脫位移的機會自然比較大。

> **持續顧好骨本是一定要做的事。**

另一種鬆脫的原因是，人工關節長期磨損產生的微小金屬粒子或塑膠粒子引起發炎反應，造成局部破骨細胞活化，骨質吸收。

傳統的塑膠墊片較容易有這個狀況，自從陶瓷關節問世後已經大幅改善。

3. 脫臼

脫臼較常發生在髖關節，終生約為 1 至 4% 的機會。人工膝關節脫臼非常少見。

跌落樓梯或出車禍，無論是自己的關節或是人工關節都可能脫臼。多次手術後、長期臥床或行動不便的人，因為周圍肌肉及軟組織條件較差，比較沒有力氣維持張力，也是脫臼的高危險群。

> 維持適度活動量，是健康的不二法門。

人工關節的位置放得不好，角度不對，再加上病人有角度過大的活動（例如蹲下、坐矮凳，或者腳交叉），也有可能會造成脫臼。手術後有哪些動作不適合做，應該詢問手術醫師或者專業的物理治療師。

人工關節損壞有時是「機率」的問題，無法完全預防。我們可以做的，就是保持個人衛生，以及諮詢專業意見，將風險降到最低。

掃我看影片

▶ 如何預防人工關節損壞

有哪些原因會讓人工關節壞掉？知道可能損壞的原因，才知道如何預防，讓人工關節跟著您一輩子！

Dr.Me健康系列 HD0191

退化性關節炎診治照護全書

51堂速懂膝關節炎&髖關節炎預防與治療的健康課程

作　　者／戴大為
選　　書／林小鈴
主　　編／陳玉春
協力編輯／林淑華

行銷經理／王維君
業務經理／羅越華
總　編　輯／林小鈴
發　行　人／何飛鵬

出　　版／原水文化
　　　　　115台北市南港區昆陽街16號4樓
　　　　　電話：02-2500-7008　　傳真：02-2502-7676
　　　　　原水部落格：http://citeh2o.pixnet.net
發　　行／英屬蓋曼群島商家庭傳媒股份有限公司城邦分公司
　　　　　115台北市南港區昆陽街16號5樓
　　　　　書蟲客服服務專線：02-25007718；02-25007719
　　　　　24小時傳真專線：02-25001990；02-25001991
　　　　　服務時間：週一至週五上午09:30-12:00；下午13:30-17:00
讀者服務信箱E-mail：service@readingclub.com.tw
劃撥帳號／19863813；戶名：書蟲股份有限公司
香港發行／城邦（香港）出版集團有限公司
　　　　　香港九龍土瓜灣土瓜灣道86號順聯工業大廈6樓A室
　　　　　電話：852-2508-6231　　傳真：852-2578-9337
　　　　　電郵：hkcite@biznetvigator.com
馬新發行／城邦（馬新）出版集團
　　　　　Cite (M) Sdn Bhd 41, Jalan Radin Anum, Bandar Baru Sri Petaling,
　　　　　57000 Kuala Lumpur, Malaysia.
　　　　　電話：(603) 90563833　　傳真：(603) 90576622
　　　　　電郵：services@cite.my

城邦讀書花園
www.cite.com.tw

美術設計／秋語設計工作室
封面設計／許丁文
攝　　影／陳向詠（六便士攝影）
妝髮造型／李姮儀
繪　　圖／盧宏烈
製版印刷／科億資訊科技有限公司
初　　版／2024年4月18日
初版3.5刷／2024年7月4日
定　　價／580元
ISBN：978-626-7268-79-7(平裝)
ISBN：978-626-7268-81-0（EPUB）
有著作權・翻印必究（缺頁或破損請寄回更換）

國家圖書館出版品預行編目資料

退化性關節炎診治照護全書：51堂速懂膝關節炎
&髖關節炎預防與治療的健康課程/戴大為著. -- 初
版. -- 臺北市：原水文化出版：英屬蓋曼群島商家
庭傳媒股份有限公司城邦分公司發行, 2024.04
　　面；　　公分. -- (Dr.Me健康系列；HD0191)
ISBN 978-626-7268-79-7(平裝)

1.CST: 退化性關節炎 2.CST: 保健常識 3.CST: 健
康照護

416.618　　　　　　　　　　　　　　113002206